ÉTUDES

D'HISTOLOGIE PATHOLOGIQUE

7027-79 — Corbeil, Typ. et stér. de Crété.

ÉTUDES

D'HISTOLOGIE PATHOLOGIQUE

PAR

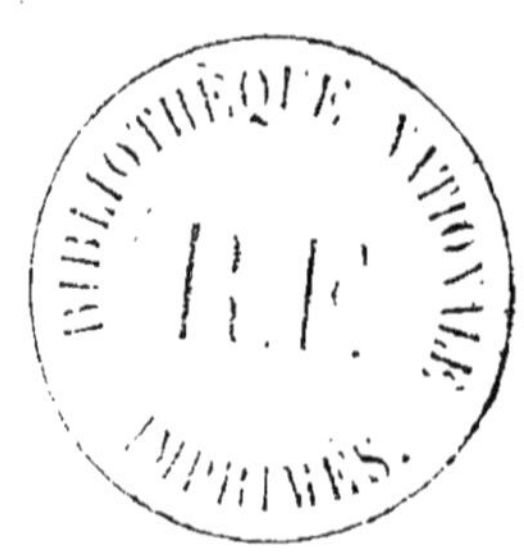

JULES ANDRÉ

PREMIÈRE PARTIE

PARIS
LIBRAIRIE GERMER BAILLIÈRE ET Cie
108, BOULEVARD SAINT-GERMAIN, 108

1875-1879

AVANT-PROPOS

Les différents articles contenus dans ce premier fascicule se rapportent aux grands systèmes anatomiques élémentaires. Tous ont été écrits à la suite de l'examen que j'ai fait des pièces que M. le docteur Péan a bien voulu me confier depuis quatre années.

Mes descriptions sont le résultat d'études poursuivies sans idées préconçues. Au début de ces travaux, j'ai cherché à me rendre compte d'abord de ce que je voyais, sans vouloir rapporter le résultat fourni par le microscope à tel ou tel système antérieur.

Plus tard, j'ai dû comparer les observations des autres aux miennes, et de là à contrôler les systèmes généralement adoptés il n'y avait qu'un pas.

Je devais, en prenant à ces différents systèmes ce qu'ils me paraissaient contenir de juste, élaguer ce qui me semblait hypothétique, à la condition de remplacer les hypothèses, qui sont des bases provisoires, par des idées exactes correspondant à des faits que nous pouvons démontrer. En suivant la route dont je viens d'indiquer le tracé, je ne pouvais mieux faire que d'étudier d'abord les pièces provenant du tissu conjonctif; en second lieu, les pièces fournies par les épithéliums à formes multiples et à fonctions variables de l'organisme.

J'ai rangé toutes les productions développées aux dépens du tissu conjonctif dans une même catégorie et j'ai cru devoir les désigner par le mot *sarcome* généralement répandu à l'heure actuelle.

Les tumeurs d'origine épithéliale ont donné lieu à deux chapitres : les épithéliomas et les carcinomes. En fin de compte, frappé par ce fait que certains carcinomes et quelques variétés de sarcomes, dits encéphaloïdes, tumeurs des plus graves, se présentaient, toute question de stroma mise à part, avec des caractères histologiques et cliniques absolument identiques; j'ai pensé d'abord qu'il était utile de faire une classe de tumeurs spéciales désignées sous le nom de tumeurs nucléaires.

Plus tard, je me suis aperçu que ces tumeurs nucléaires ne représentaient qu'une phase de développement dans l'évolution, une phase primordiale, au point de vue, cela va sans dire, des phénomènes accessibles à nos sens aidés de nos instruments : je fus conduit par suite à chercher de quelle manière les productions anormales se développaient, et j'ai pu me convaincre que toutes avaient leur point de départ dans un système parfaitement régulier, au point de vue de l'anatomie générale normale. La loi, déduction logique de ce fait, a été exprimée depuis longtemps. En remarquant encore que les productions, dites tumeurs malignes, avaient grande tendance, je dirai plus, une tendance fatale, à se détruire à la périphérie en s'accroissant dans la profondeur, je dus chercher d'une manière aussi complète que possible l'état des éléments dans les zones profondes de développement, c'est-à-dire dans les zones jeunes.

Le résultat de mes investigations peut se résumer en quelques mots : partout où se développe une production anormale et quelle qu'en soit la cause effective (troubles accidentels ou névropathiques), les éléments se trouvent confondus.

Ces éléments, composés tous de noyaux et de corps cellulaires, subissent les modifications suivantes :

1° Les noyaux se multiplient ;

2° La partie active constituant physiologiquement l'élément cellulaire parfait se résorbe ;

3° L'élément résorbé ne présente plus qu'une série de noyaux qui, placés dans *des zones de développement anormal* et entourés de liquides destinés à les nourrir, agissent comme *centres actifs* sur ces liquides pour leur imprimer des modifications spéciales ;

4° Ces modifications sont en rapport avec les troubles signalés plus haut.

Toute évolution de tumeur maligne peut donc se résumer dans ces quelques propositions et ces propositions nous démontrent que la gravité clinique est en relation avec l'étude macroscopique et microscopique des tissus. Cette manière d'envisager la question me conduisait à ne plus admettre de tumeur nucléaire spéciale, mais à conclure que la nucléation est une phase primitive de tout développement, et que la tumeur est d'autant plus grave qu'elle contient plus d'éléments nucléaires.

Enfin la nutrition qui relie chaque élément unie à l'étude des zones de développement et renforcée par ce fait que les productions anormales se détruisent à la périphérie en se développant par leur profondeur, me fit rechercher si ces éléments se développaient par scission ou de toute autre manière.

Je suis absolument convaincu qu'une étroite solidarité unit tous les éléments de l'organisme à l'état normal ou à l'état pathologique, et je ne puis mieux faire que de préciser mon opinion par la formule qui suit :

Le noyau est le *centre actif* de toute production normale et de toute production pathologique.

Nous verrons plus loin que cet élément nucléaire dans ses

développements normaux ou pathologiques, dans ses modifications diathésiques mêmes, est la base sur laquelle reposent toutes nos connaissances actuelles.

Il existe donc une théorie nucléaire.

L'étude des transformations des évolutions du noyau, quel qu'il soit, d'où qu'il vienne, forme le sujet du quatrième chapitre de ce travail.

Ces quelques vues exposées pour l'intelligence des études qui vont suivre et de celles qui suivront, je croirais manquer à mon devoir si j'oubliais d'en rapporter la valeur, si petite qu'elle soit, d'abord à M. le professeur Ch. Robin, mon premier et vénéré maître ; à M. Georges Pouchet dont je sais l'inépuisable bienveillance ; à M. le professeur Ranvier et à M. Malassez dont les leçons m'ont été si profitables ; enfin au docteur Péan, qui a bien voulu mettre à ma disposition les moyens de commencer les travaux dont je fais paraître le premier fascicule.

CHAPITRE I

SARCOMES.

On désigne généralement aujourd'hui, sous ce nom, toute une série de tumeurs, dont le tissu est analogue à celui de l'embryon. Nous désignerons de cette manière, toutes les tumeurs nées aux dépens des éléments du tissu conjonctif.

L'histoire de ces productions pathologiques est de date ancienne et depuis Galien, qui en donna une excellente définition, basée sur les apparences, la liste des auteurs qui les ont étudiées serait longue à transcrire ; plus longue encore la liste des mémoires relatifs à cette histoire.

De là, une variété de dénominations telles que plus ces tumeurs étaient connues par les histologistes, plus elles semblaient devenir complexes pour les cliniciens. Le tableau ci-joint permettra de se rendre compte de la synonymie.

MULLER. — Tumeurs fibreuses albuminoïdes.

LEBERT. — Tumeurs fibro-plastiques.

CH. ROBIN. — Tumeurs embryo-plastiques, fibro-plastiques.

PAGET. — Recurring-fibroid.

VIRCHOW. — Gliomes, psammomes.

RINDFLEISCH. — Sarcomes ; globo-cellulaire, fuso-cellulaire, etc.

CORNIL et RANVIER. — Sarcomes ; encéphaloïde, fasciculé, etc

Pour notre part, nous adopterons le mot *Sarcome* et nous désignerons ainsi un groupe de productions formées par les éléments du tissu conjonctif, à des périodes différentes de développement.

D'après la quantité d'éléments, ronds, fusiformes, étoilés, plus ou moins considérables contenus dans le sarcome, et l'abondance de la matière amorphe interposée à ces éléments, nous qualifierons ce sarcome en lui donnant les épithètes de myxomateux, d'embryo-plastique, de fibro-plastique ou de fibreux.

En agissant ainsi nous avons pour but de simplifier la question.

Nous conservons le mot *sarcome* employé par tout le monde, pour ne pas créer un mot nouveau, et les qualificatifs que nous lui donnerons, auront non seulement l'avantage de former des groupes dans l'espèce, mais encore d'établir un parallèle nécessaire entre le développement normal et le développement pathologique.

Ces groupes anatomiques, on le verra bientôt, ont une importance considérable, car au point de vue clinique, le pronostic varie selon le groupe.

Il est fort rare, sans doute, de trouver dans une tumeur, des éléments appartenant uniquement à une seule des variétés du tissu conjonctif, et le plus souvent les diverses formes se trouvent mélangées en proportion plus ou moins variable.

Je ne fais d'exception à cette règle qu'en faveur du sarcome fibro-plastique dur, inter-aponévrotique. Ce sarcome au début, se présente, en effet, avec une physionomie élémentaire telle, que sa détermination histologique est des plus simples.

Dans le cas de récidive, il en est tout autrement, ainsi que nous le verrons plus loin. Dureté, fasciculisation et autres caractères primitifs disparaissent, pour donner naissance à des apparences microscopiques nouvelles et indéterminables (calcification, ossification, kystes, etc.).

Les auteurs qui ont attaché une grande importance à des épithètes destinées à caractériser les sarcomes, ont par suite, selon moi, donné trop d'importance à ces épithètes. Jugeant, le plus souvent sur des fragments très petits de tumeurs volumineuses, ils ont accordé à leurs examens une valeur, contre laquelle l'étude attentive des tumeurs de récidive permet de protester souvent.

Il est nécessaire d'insister sur ce fait, pour mieux faire comprendre la grande simplicité qui préside à l'évolution des tumeurs et bien démontrer aussi que, quel que soit l'accident qui se produit dans une tumeur en voie d'évolution, cet accident ne peut rien contre les lois de la pathologie générale.

Nous ignorons, sans doute, pourquoi une production née aux dépens du tissu conjonctif tend à prendre et à garder un des types de développement élémentaire de ce tissu ; mais il est certain que, quelle que soit la phase à laquelle s'arrête ce développement, l'élément *nucléaire* ne change jamais.

Dans la dernière partie de ces études, nous aurons à rechercher, en nous basant sur des observations et sur le développement normal, s'il n'y a pas lieu de donner à cet élément normal ou pathologique, un rôle plus important qu'on ne l'a fait jusqu'à ce jour.

En agissant ainsi, et en étudiant attentivement mes préparations et celles qui m'ont été envoyées, j'ai pu me persuader que le rôle de cet élément nucléaire domine la pathologie tout entière, et rend compte d'un grand nembre de phénomènes morbides, dont l'explication actuelle repose sur des autorités nominales ou sur des hypothèses plus que discutables.

Description générale. — Les sarcomes se présentent sous la forme de tumeurs généralement arrondies, lisses, ou légèrement mamelonnées, entourées, sans limites précises bien entendu, d'un tissu conjonctif assez lâche, au moins au début. Tantôt, elles sont molles, diffluentes, à aspect encéphaloïde, et leur couleur varie du blanc le plus net au rouge diffluent ; alors, elles peuvent renfermer des portions ramollies et des kystes hémorrhagiques (cette dernière variété grossit rapidement, récidive et se généralise à courte échéance) : tantôt elles sont formées par un tissu dur gris blanchâtre, peu vasculaire, difficile à déchirer.

Examinées à l'état frais, elles renferment peu de sucs ; la dernière variété surtout, et ses éléments ronds, fusiformes ou étoilés, sont mélangés, par place, à des fibres de tissu conjonctif. Au reste, il est excessivement rare, ainsi que nous l'avons dit plus haut, de rencontrer des sarcomes composés d'une seule variété d'éléments, c'est-à-dire uniquement constitués par des éléments embryo-plastiques ou fibro-plastiques. Dans la détermination histologique appliquée à la clinique, la quantité plus ou moins considérable de l'un ou de l'autre élément, ses transformations et ses différents aspects doivent donc entrer en ligne de compte.

Nous admettons que les sarcomes se divisent en plusieurs groupes, pouvant se compliquer l'un par l'autre :

1° Les sarcomes embryo-plastiques ;

2° Les sarcomes fibro-plastiques ;

3° Les sarcomes fibreux ;

4° Les sarcomes mixtes.

Chacune de ces variétés présente à l'examen à l'œil nu des caractères particuliers :

1° Les sarcomes embryo-plastiques sont mous, gris, noirâtres, contiennent des vaisseaux généralement très dilatés ; çà et là, on rencontre des points diffluents, formant une bouillie noire ou contenant de véritables kystes sanguins.

Ces tumeurs, bien qu'on ait affirmé le contraire, contiennent un suc très abondant, même à l'état frais. Ce suc ne se mêle pas à l'eau ; formé par les liquides qui baignent le sarcome et par les granulations graisseuses, suite de la dégénérescence prématurée des cellules, il donne lieu au-dessus de l'eau à un nuage graisseux caractéristique.

2° Les sarcomes fibro-plastiques, appelés encore fasciculés, présentent une plus grande dureté que la variété précédente. Leur volume est également moins considérable. A la coupe, le tissu qui les constitue offre des tourbillons très visibles, sous certaines incidences lumineuses, et des reflets légèrement nacrés. Généralement, ces tumeurs sont moins vasculaires et moins diffuses que celles du premier groupe. Au raclage elles ne donnent pas de suc à l'état frais, ou en donnent fort peu.

Il me semble que ces tumeurs sont surtout vasculaires à leur pourtour, c'est-à-dire là où se trouve leur point de développement.

3° Les sarcomes fibreux forment des masses d'un blanc plus ou moins rougeâtre, peu vasculaire, élastique sous le doigt qui le presse, d'une consistance homogène, criant sous le scalpel et présentant sur une coupe fraîche un entrecroisement de faisceaux. Nous devons ajouter que le sarcome fibreux pur est très rare.

Examen microscopique des éléments des diverses productions sarcomateuses. — Tous ces examens doivent être faits dans une goutte d'eau distillée, ou dans une goutte de glycérine additionnée de picro-carminate. La première variété (embryoplastique) contient des éléments sphériques ou ovoïdes mesurant de 2 à 6 μ et plus.

Ces éléments, plus ou moins volumineux du reste, possèdent un, deux, trois, rarement quatre nucléoles brillants.

Il m'a semblé que le corps de l'élément était d'autant plus volumineux que le nombre des nucléoles était plus considérable. Les éléments dans lesquels on ne trouve qu'un seul nucléole ne possèdent pas de membrane d'enveloppe, mais sont entourés par une matière finement grenue, dont la forme géométrique n'est pas accusée. Cette matière est d'autant plus abondante que les noyaux sont plus nombreux et se colorent plus vivement dans la solution carminée. J'ai pu, par des réactions appropriées, me convaincre qu'elle n'avait rien de commun avec les granulations granulo-graisseuses fines souvent très abondantes que l'on trouve dans cette variété de sarcomes, et je compte tirer plus tard de ce fait important des déductions légitimes.

Dans certains cas, on observe dans cette espèce de tumeur des variations en rapport avec la forme des éléments, leur disposition, leur volume et la nature des substances interposées à ces éléments. Ces variations peuvent compliquer le diagnostic, mais ne sauraient avoir, quelles qu'elles soient, qu'une valeur relative et restreinte.

La seconde variété de tumeurs nées aux dépens du tissu

conjonctif (sarcomes fibro-plastiques) renferme des éléments fusiformes, effilés à leurs extrémités, mesurant de 10 à 12 μ et plus, formant des tourbillons diversement entrecroisés, ou des nappes uniformes.

Chacun de ces éléments se trouve inclus par sa pointe entre les renflements de deux autres éléments analogues.

Dans ces tumeurs, les vaisseaux présentent des parois formées par des éléments fusiformes, et, sur ces coupes, on peut constater quelquefois entre eux, des éléments particuliers à noyaux multiples, perdus dans une substance transparente ou grenue (myéloplaxes).

En faisant usage de l'acide osmique en solution concentrée, je n'ai jamais pu trouver de nerfs dans le centre de ces tumeurs; mais, sur leur périphérie, j'ai constaté leur présence, sans pouvoir me rendre un compte exact de leur distribution ou de leur mode d'altération.

Dans quelques tumeurs, les éléments fusiformes renferment du pigment formé par des granulations, le plus souvent ellipsoïdes, jaunes, rouges ou noirs, insolubles.

Ces grains se déposent primitivement dans la matière qui entoure le noyau et, plus tard, envahissent le noyau lui-même; à l'état libre, à la suite du raclage, ils sont animés d'un mouvement brownien très accentué, et leur couleur varie selon l'angle qu'ils offrent à l'observateur.

La troisième variété des tumeurs formées par le tissu conjonctif est le sarcome fibreux ou fibrome.

Ces productions relativement bénignes, sont constituées par des fibres larges, diversement entrecroisées, mais décomposables, après macération prolongée dans l'acide chromique faible ou l'alcool de Ranvier, en fibrilles très tenues.

Elles ont cela de particulier qu'elles sont sujettes à s'ossifier, à se calcifier, à présenter des dilatations caverneuses.

Après avoir passé ainsi en revue les caractères généraux des tumeurs dérivées du tissu conjonctif, nous devons aborder l'étude particulière des pièces enlevées chez les malades, dont nous avons suivi les observations.

Nous laisserons de côté la description d'un certain nombre de ces pièces, pour insister sur celles qui peuvent être intéressantes, soit par leur siège, soit par les accidents de récidive ou de généralisation qu'elles ont amenés.

Premier groupe. — Sarcome embryo-plastique. L'aspect qu'affectaient trois de ces tumeurs, était des plus caractéristiques. A la coupe, elles étaient blanches, avec des veines grisâtres, plus ou moins ramifiées, analogues à des ombres sépia sur un fond blanchâtre. Sur l'une d'elles, on rencontrait des vaisseaux volumineux ; la tumeur était molle : sur les deux autres, les vaisseaux étaient petits, peu nombreux. Dans tous les cas j'ai trouvé du suc, à la pression. Par le raclage, on obtenait avec difficulté, il est vrai, lorsque les tumeurs offraient au rasoir une résistance élastique, quelques cellules de 6 à 12 μ, granuleuses, renfermant un noyau et plusieurs nucléoles, et toutes très régulières.

Dans une de nos pièces, provenant d'une tumeur développée derrière le sterno-mastoïdien, les cellules, d'une régularité parfaite, étaient plus grosses (de 12 à 15 μ), ovales et munies d'un noyau volumineux, avec quelques granulations très réfringentes, solubles dans l'éther.

Sur une coupe, il nous a été facile de voir que la tumeur s'accroissait par sa périphérie, aux dépens du tissu conjonctif du voisinage, tandis que les cellules centrales subissaient une véritable dégénérescence granulo-graisseuse, et passaient finalement à l'état de corpuscules de Glüge. Une autre remarque intéressante s'applique aux noyaux, qui, placés dans la masse de l'ancien corps cellulaire en désorganisation, se coloraient encore bien par le carmin et semblaient conserver pendant longtemps leur vitalité, sans qu'on trouvât, sur eux, trace de division.

Quelques-uns des éléments moins altérés et placés auprès de petits foyers hémorrhagiques contenaient dans leur protoplasme des grains de pigment rougeâtre, soluble dans l'acide sulfurique.

Dans tous les cas que nous avons examinés, les parois des vaisseaux étaient formées d'éléments analogues à ceux de la tumeur, avec une tendance accentuée vers une organisation plus avancée, dans les vaisseaux d'un gros calibre.

Second groupe. — Sarcomes fibro-plastiques. Ce groupe comprend les sarcomes fibro-plastiques, fasciculés, radiés, etc., en un mot, variables dans la disposition de leurs éléments, variables aussi, dans la même tumeur, selon le point que le hasard des coupes amène sous le microscope.

Trois de ces tumeurs, parmi les autres, ont présenté des caractères tellement tranchés, que nous devons rapporter, avec quelques détails, l'analyse qui en fut faite.

Dans deux cas, il s'agissait de tumeurs développées à la cuisse ; dans le troisième, d'une tumeur ayant débuté dans les aponévroses du bras.

Les deux malades qui font le sujet de la première observation commune, avaient vu, à la suite d'une petite tumeur, placée sous la peau de la face interne de la cuisse, ce membre devenir extrêmement volumineux : peu à peu, l'articulation avait été le siège de vives douleurs; enfin, une ou plusieurs ulcérations s'étaient produites, donnant issue à un pus fétide. Le pus provenait de l'os atteint consécutivement. La partie inférieure du membre était atrophiée; l'opération fut pratiquée d'urgence.

Les trajets fistuleux, sinueux et noirâtres, étaient situés entre les muscles de la partie interne de la cuisse. Le raclage fait à leur niveau et dans différents points donna des globules de pus, quelques éléments fusiformes, plus ou moins reconnaissables, généralement volumineux, et des fibres musculaires en dégénérescence cireuse.

Sur une coupe verticale de l'articulation malade, on voyait que la rotule était peu altérée : la moelle contenue dans sa partie centrale était très rouge. Le fémur, vers ses condyles, offrait des lésions identiques, et, de plus, la moelle osseuse, renfermée dans son tissu spongieux, était fortement congestionnée, parsemée de points jaunâtres.

Les ligaments, la synoviale, épaissis, boursouflés, se déchiraient avec une grande facilité.

La masse tout entière de la tumeur, dure dans sa plus

grande partie, ramollie par place, présentait quelques foyers hémorrhagiques et englobait le fémur dans ses trois quarts inférieurs; cette masse faisait corps avec le périoste et avait tamisé, çà et là, le tissu osseux, lui-même ramolli et réduit à une simple lamelle en certains endroits.

Quant aux muscles, quelques travées rouge-jaunâtres indiquaient seules le point où ils existaient, avant leur envahissement. Examinées au microscope, ces lignes étaient composées de débris de fibres musculaires. L'élément fondamental avait disparu, le plus souvent : les noyaux du myolme, transformés, allongés, se trouvaient entourés de fines stries, comme si les noyaux, soumis à l'influence fibro-plastique, cherchaient, à cause de leur activité, à redevenir le centre d'une régénération musculaire, ou à rester le dernier point de résistance opposé à la désorganisation. Le contenu médullaire examiné à l'état frais se composait de cellules de la moelle plus ou moins altérées et de lamelles osseuses. Les ostéoplastes étaient agrandis (long., 30 μ, larg., 17 μ). Enfin, j'ai trouvé, dans mes dissociations, des globules du sang, des leucocytes, des cristaux de cholestérine, et entre les fibres musculaires, de nombreuses vésicules, adipeuses, à diverses périodes de développement, quelques *très rares myéloplaxes*.

La totalité de la tumeur était formée de cellules fusiformes, légèrement aplaties de 30 à 40 μ de longueur, munies de prolongements. Chaque prolongement s'appliquait dans l'angle rentrant formé par le corps de deux cellules voisines : la disposition fasciculée était très évidente sur certaines coupes. Les gros vaisseaux présentaient une altération remarquable de leur tunique interne, laquelle était boursouflée : les petits vaisseaux, creusés dans la tumeur, n'avaient que des parois formées par des éléments analogues à ceux de la masse du sarcome fibro-plastique.

Dans un des deux cas dont nous rapportons l'analyse, l'identité de la marche et de la forme de la lésion, conduisait, après un examen attentif, à porter un diagnostic précis. Ce diagnostic fut confirmé par l'autopsie, pratiquée sur un des opérés, mort quelques jours avant la date fixée pour sa sortie de l'hôpital, alors que tout faisait espérer une guérison définitive.

Des tumeurs secondaires existaient dans les poumons, dans le foie, dans les reins et dans l'épaisseur des parois de la vessie, ainsi que le démontra l'analyse histologique.

Si, dans l'étude qui précède, on peut objecter que les débuts cliniques de la tumeur font défaut, nous pouvons combler cette lacune au moyen de l'examen d'un autre malade (Levert, St-Augustin, Lit 44), qui se présente avec deux petites tumeurs ovoïdes, faciles à déplacer, faisant saillie sous la peau, et situées l'une au niveau du bord interne du triceps brachial, l'autre au niveau de l'insertion inférieure du deltoïde. Les tumeurs s'énucléèrent facilement lors de la première opération, et leur diagnostic fut posé par M. le professeur Ranvier (sarcome fasciculé).

La récidive ne se fit pas attendre et, cette fois, l'opération fut plus laborieuse, la production nouvelle ayant contracté des adhérences avec les aponévroses du bras, avec le périoste de l'humérus. On trouvera, dans les observations ci-jointes, le résultat de l'analyse macrographique que je fis de la pièce, quand la tumeur, ayant pris des proportions énormes, eut nécessité la désarticulation de l'épaule. Des coupes histologiques furent pratiquées au niveau de la peau, au niveau du point où commençaient à paraître les ulcérations, sur la masse de la tumeur elle-même, sur les parties phériphériques, au niveau du périoste. L'examen de toutes ces pièces réunies montre combien il faut peu se rapporter à la fasciculisation de ces variétés de tumeurs pour formuler leur diagnostic. En effet, dans le cas présent, les points où cette fasciculisation existe sont relativement très peu nombreux.

La même remarque s'applique au volume des éléments : ces éléments, auprès du périoste et de la peau, sont très petits, très serrés, jetés pêle-mêle, dans une masse de matière amorphe; près des muscles, détruits en partie, ils atteignent des dimensions colossales; en général, ils ont deux prolongements, quelquefois trois, un noyau très volumineux, un nucléole brillant. Autour des gros vaisseaux et des nerfs, les cellules sont de grosseur moyenne, possèdent trois ou quatre prolongements, un ou deux noyaux séparés par une substance amorphe très abondante. Les prolongements signalés vont contracter des adhérences avec des prolongements analogues, appartenant au tissu conjonctif des vaisseaux et des nerfs. Dans quelques autres coupes on trouve du tissu fibreux complètement développé.

Cette analyse d'une production sarcomateuse dont l'évolution s'est produite sous nos yeux, dont la récidive a eu lieu quatre fois, et qui, en fin de compte, a tout détruit et tout transformé dans son voisinage, est des plus intéressantes. Elle montre, en effet, une fois de plus, la gravité des tumeurs de cette nature ; elle fait voir aussi que, dans ces productions dont la malignité est si considérable, l'élément fibro-plastique, bien que dominant tous les autres, peut être mélangé d'éléments embryoplastiques et de tissu conjonctif bien développé : enfin aucune autre ne m'a mieux laissé voir la transformation des éléments, même dans le tissu osseux.

Variétés de tumeurs du tissu conjonctif. — Parmi les diverses tumeurs ayant leur type dans le tissu conjonctif, il s'en trouve quelques-unes auxquelles on a imposé le nom de myxome, par analogie. Ces tumeurs sont composées de grandes cellules à noyau et sont munies de prolongements plus ou moins nombreux, anastomosés et plongés dans une substance demi-molle, tremblotante, transparente, se rétractant dans l'alcool, et de vaisseaux peu nombreux, mais larges.

Ainsi envisagé, le myxome, formant la masse totale de la tumeur, est très rare (1 cas sur 480). Le plus souvent le myxome contient un grand nombre de fibres élastiques, de vésicules adipeuses, un certain nombre de cellules embryoplastiques ou fibro-plastiques, et même du tissu fibreux très fin; constitué de la sorte, il a reçu le nom de myxo-sarcome. Il en est du myxome, comme de toutes les tumeurs dérivées du tissu conjonctif : la réunion d'un certain nombre d'éléments, à diverses périodes de développement, a forcé à établir des classes de tumeurs mixtes ; et cela, sans grand profit, je crois, pour le diagnostic.

Ainsi, la majeure partie des polypes de la muqueuse nasale et même une très grande quantité de tumeurs reçoivent, après examen, la qualification de fibro ou myxo-sarcomateuses, etc., et cependant nos observations cliniques démontrent nettement que des tumeurs ainsi dénommées se comportent de la manière la plus différente au point de vue des récidives.

Nous avons pu voir en examinant avec la plus grande attention les polypes qui nous été confiés, que cela tient à la quantité, plus ou moins grande, d'éléments embryo-plastiques ou fibro-plastiques, à la multiplicité des vaisseaux de ces sortes de productions. Nous essayerons, dans la dernière partie de ce travail, d'aborder cette question et de savoir pourquoi sarcomes, épithéliomas, carcinomes, offrent, selon les sujets, une gravité plus ou moins considérable.

Quelques-uns de nos polypes dont la trame était riche en éléments embryo-plastiques ou fibro-plastiques, renfermaient des culs-de-sac glandulaires : à ce propos, il nous reste à déterminer la valeur de ces culs-de-sac ; autrement dit, à aborder la question de la valeur des acini glandulaires dans certaines tumeurs, lorsque le tissu conjonctif qui entoure les acini présente lui-même des modifications sarcomateuses. Nous dirons, de suite, que sur une de nos pièces, la première opération démontra que la tumeur polypiforme contenait un assez grand nombre de culs-de-sac, séparés par des éléments embryo-plastiques. La tumeur récidiva. L'analyse de la pièce, enlevée deux fois, faite avec le plus grand soin, démontra l'absence absolument complète de culs-de-sac glandulaires. La tumeur étant peu volumineuse fut coupée tout entière et chaque coupe examinée très attentivement. Incontestablement, notre première analyse démontrait la présence de culs-de-sac hypertrophiés ; nos deux récidives ont prouvé que les tumeurs secondaires n'étaient plus que des sarcomes, l'un embryo-plastique, l'autre fibro-plastique. Il est nécessaire d'insister sur ce fait, car on sait combien est encore contestée la doctrine relative aux adénomes, surtout aux adénomes du sein. Dans un récent mémoire, M. Cadiat, ayant repris la question, et l'ayant traitée, du reste, sous toutes les formes, est arrivé à cette conclusion : que, quelle que soit la structure qu'affecte le tissu conjonctif interacinaire dans le sein, la lésion débute toujours par les culs-de-sac de nouvelle formation : conclusion absolument opposée à celle de l'école du Collège de France. L'histoire du polype, citée plus haut, nous donnera pleinement raison si nous prétendons que la vérité anatomique ne se trouve dans aucune des deux opinions, parce que toutes les deux sont trop absolues. Le fait indéniable, c'est : 1° qu'il peut, dans toutes les régions pourvues de glandes, exister des adénomes sans troubles pathologiques du côté du tissu conjonctif du voisinage ; 2° que l'on peut rencontrer des tumeurs caractérisées par une augmentation des culs-de-sac glandulaires, et un trouble profond dans le tissu conjonctif. J'ajouterai que, dans le tissu conjonctif environnant une glande, il peut se produire des altérations primitives de ce tissu conjonctif, sans que les culs-de-sac glandulaires soient la cause effective de la tumeur.

Il est naturel de penser que les culs-de-sac sont sujets à des altérations primitives, sans doute, mais leur rôle relativement aux modifications du tissu qui les entoure est aussi problématique que celui de l'enchondrome sur le développement des carcinomes de la parotide, si non plus. Je ferai remarquer encore que le tissu conjonctif altéré primitivement ou consécutivement revêt, dans ses modifications, une ou plusieurs des formes que nous avons étudiées, ci-dessus, dans les tumeurs sarcomateuses. On se demande, par suite, comment et pourquoi la lésion primitive (culs-de-sac) étant unique, les manifestations pathologiques du tissu conjonctif qu'elle amène sont multiples et appartiennent aux variétés fibro-plastiques, embryo-plastiques ou myxomateuses. Faut-il admettre une impression particulière? Il est nécessaire de donner au moins une raison exacte ou approximativement exacte de cette impression. La théorie de l'adénome est muette à ce sujet. Nous voyons pourtant tous les jours des tumeurs dites adénoïdes du sein se comporter de la manière la plus différente au point de vue des récidives, et j'ai constaté que ces récidives étaient en relation directe avec la nature des éléments qui entourent les culs-de-sac glandulaires.

Je ne puis que renvoyer, à ce propos, à ce que j'ai établi ci-dessus relativement aux tumeurs émanées du tissu conjonctif. Pour en finir avec cette question et en admettant même la théorie de l'adénome avec toutes ses conséquences, il reste toujours la question des récidives, récidives qui fournissent des tumeurs sans culs-de-sac glandulaires. Incontestablement, il est possible de nier le fait pour les tumeurs du sein, et l'on peut commodément arguer du volume de ces tumeurs pour prétendre que, si consciencieuses que soient les analyses, il peut échapper au rasoir ou à la dissociation tel ou tel point, dans lequel se trouve un cul-de-sac glandulaire; mais dans un polype glandulaire la même objection ne peut se produire, car il est facile de couper un polype tout entier, même en dépassant son point d'implantation, et c'est ce que nous avons pu faire. Pas une seule coupe n'a échappé à une analyse rigoureuse, et pas une n'a fourni trace de culs-de-sac. L'homogénéité parfaite des pièces me permet d'affirmer catégoriquement ce fait.

Je puis donc conclure légitimement de cette analyse et de ce qui précède, que le tissu conjonctif se développe anormalement pour donner naissance à des productions embryo-plastiques ou fibro-plastiques partout où il existe.

Sarcomes du sein. — Nous ne pouvons passer en revue dans cet article les nombreuses tumeurs du sein, dites bénignes, que nous avons examinées. Nous dirons seulement que deux d'entre elles ont récidivé. Toutes les deux possédaient, au début, une trame formée par des cellules fibro-plastiques de petite dimension, disposées sous forme fasciculée, entourant les culs-de-sac et les canaux glandulaires, les pressant et les détruisant, en fin de compte, ainsi que le démontrait l'état de l'épithélium dans les points où il se trouvait le plus comprimé.

Les tumeurs de récidive étaient composées de tissu fibro-plastique des plus caractéristiques qui, déjà, commençait à envahir l'aponévrose du grand pectoral. J'ai pu, avec des pinces fines, saisir quelques lambeaux de cette aponévrose et assister ainsi à la formation de la tumeur. La plupart des éléments qui se trouvaient dans cette région affectaient la forme embryo-plastique.

Ces deux analyses nous permettent d'affirmer que, partout où se présente du tissu conjonctif, on peut trouver des produits pathologiques se rapportant à une des variétés de sarcomes décrites ci-dessus, quelle que soit la cause, anatomique (cul-de-sac glandulaire, de nouvelle formation) ou fortuite (coups, violences), à propos de laquelle la tumeur se développe. La plus grande obscurité enveloppe la cause première, et je ne sais encore pour quels motifs le tissu physiologiquement altéré, donne une tumeur appartenant à une des phases de développement normal du tissu conjonctif. Les hypothèses faites à ce sujet, par des auteurs de premier ordre, n'ont même pas la valeur d'une base provisoire, et me paraissent dénuées de fondement.

Le mieux, ce me semble, est de ne pas insister sur ce sujet, et de se borner aux constatations histologiques positives que nous venons de faire connaître.

Sarcome mélanique. — Il nous reste à faire mention d'une variété de tumeurs appartenant à l'espèce sarcome et caractérisées par la couleur noire qu'elles présentaient.

En général, disent les auteurs, ces tumeurs sont petites, au moins chez l'homme. Celle qui fait le sujet de cette note siégeait sous la peau, au-dessus de l'os malaire; d'un volume peu considérable (grain de blé), elle faisait une légère saillie, mais présentait, à son pourtour, des irradiations stellaires fines, assez longues et irrégulières. Des coupes pratiquées sur cette petite tumeur et de l'analyse qui en fut faite, on dut conclure à une production sarcomateuse mélanique, en grande partie composée d'éléments fibro-plastiques et de quelques cellules étoilées. Les granulations mélaniques se présentaient sous deux aspects, selon qu'elles étaient déposées dans les éléments ou dans la matière amorphe intermédiaire. Les grains, inclus dans les éléments, étaient noirs foncés, tassés au niveau du noyau qu'ils masquaient, plus ou moins petits, mais très réguliers dans leur forme ellipsoïde.

Les autres, couleur ocre, étaient libres entre les éléments. Une remarque intéressante, c'est que les granules noirs présentaient un mouvement brownien très accentué ; tandis que les granules jaunes, de forme indécise, restaient immobiles sous le champ du microscope.

On sait combien de fois antérieurement surtout à Lebert, Broca et Ordoñez, les tumeurs colorées par des granules d'hématosine ont été confondues avec les tumeurs mélaniques vraies : pour éviter cette erreur, il restait à démontrer la nature de la matière pigmentaire. L'ammoniaque et l'acide sulfurique, qui dissolvent les granules d'hématosine, n'ont aucune action sur les grains noirs ou jaunâtres de la tumeur. Par suite, dans le cas actuel, nous étions en présence d'un sarcome fibro-plastique mélanique dans lequel la matière noire intéressait d'une manière différente les éléments et la substance intermédiaire.

Nous devons signaler encore une tumeur située entre la première et la seconde molaire, et constituée par des éléments appartenant aux diverses formes de développement du tissu conjonctif (cellules fusiformes étoilées).

Cette tumeur contenait des points ossifiés, et sur le pourtour des trabécules, on pouvait se rendre un compte exact de l'ossification.

A la base de la tumeur, développée incontestablement aux dépens de l'os, on trouvait quelques myéloplaxes. Les noyaux nombreux de ces éléments, devenus libres par la dissolution de la matière nutritive formant la plaque, s'entourent de sels calcaires et deviennent l'élément fondamental du corpuscule osseux. Ce corpuscule présente des prolongements assez volumineux anastomosés avec des prolongements analogues.

A la périphérie de la tumeur, on trouvait un tissu fibreux très pur ; au-dessous de la couche papillaire, un tissu conjonctif à diverses périodes de développement.

Troisième groupe. — Le troisième groupe de tumeurs que nous rangeons dans la classe des sarcomes appartient encore au tissu conjonctif.

Nous ne sommes pas les premiers à remarquer la parenté

existant entre les tumeurs fibro-plastiques et ces fibromes. M. Verneuil, en 1855, dans une suite de remarquables communications à la Société de biologie, s'était occupé de ce sujet.

Quoi qu'il en soit, la clinique et le microscope sont d'accord pour affirmer un fait exact.

Les divers fibromes que j'ai pu examiner étaient remarquables par leur couleur blanchâtre et leur dureté.

Les uns appartenaient au sein, les autres siégeaient sur le maxillaire inférieur, un autre s'était développé aux dépens du tendon du long extenseur du pouce. De ces deux derniers, le premier était calcifié, le second présentait des points d'ossification. Un de ces fibromes provenait de la tunique albuginée; il était dur à la section, à apparence vitreuse; sur des coupes on voyait que cette production était formée par une substance amorphe creusée de cavités assez régulièrement disposées contenant des cellules, se colorant très bien par la purpurine.

Dans son ensemble la coupe offrait une analogie remarquable avec une cornée. Cette analogie était surtout complète sur des pièces provenant de certains morceaux de la tumeur que l'on avait laissés dessécher, et dont on examinait les sections minces dans de la glycérine picro-carminatée.

J'ai pu obtenir d'excellentes préparations de ces tumeurs, en faisant dans la masse des injections interstitielles avec la purpurine ou une solution d'éosine, et en conservant les pièces dans de la glycérine formiquée. Dans ces cas, la matière colorante se fixe surtout sur les cellules.

Tous les autres fibromes étaient constitués par des fibres larges, plus ou moins rubanées ou fasciculées; ces fibres par association se réduisaient en fines fibrilles. Çà et là on trouvait quelques cellules rondes peu abondantes, des cellules fusiformes, à noyaux très actifs.

La quantité de vaisseaux plus ou moins considérable que renferment ces tumeurs peut imprimer aux fibromes un cachet spécial, mais ne saurait entrer en ligne de compte pour un diagnostic. Le point important dans l'examen d'un fibrome est de bien se rendre compte de la quantité d'éléments jeunes qu'il peut contenir.

Quant à l'ossification, elle est surtout de règle dans les fibromes qui sont situés au voisinage des os et spécialement au voisinage des maxillaires. Dans ce cas, on trouve au pourtour des nodules d'ossification de grandes cellules sans enveloppe, et l'on peut se convaincre avec la plus grande facilité que les noyaux de ces cellules devenus libres sont

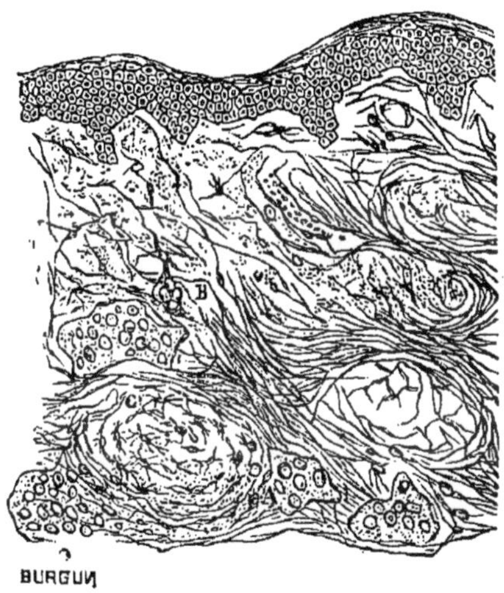

Fig. 1. — Fibrome provenant du maxillaire supérieur gauche.

A, Plaque contenant des noyaux qui deviennent libres par dissolution de leur matière nutritive dont les contours sont exagérés à dessein.

B, Multiplication de quelques noyaux des cellules du tissu conjonctif.

C, Formation des ostéoplastes (grossissement 300 d.). (Nachet.)

le point de départ de la formation osseuse, en imprimant aux tissus et sans doute aux liquides qui les environnent une activité spéciale.

Sarcomes des ganglions. — Nous terminerons cette étude des productions sarcomateuses, en donnant l'analyse succincte de deux tumeurs développées dans les ganglions lymphatiques, et situées l'une dans le creux de l'aisselle, l'autre dans la région inguino-crurale.

Ces deux tumeurs ne présentaient pas le même aspect clinique ; la première semblait siéger dans un ganglion unique, elle était ronde, sans adhérences à la peau, roulait sous le doigt, paraissait lisse et sans bosselures. En très peu de temps elle prit des proportions énormes, devint molle, presque fluctuante, diffuse ; la seconde grandit moins rapidement, resta dure à la pression, se développa dans plusieurs ganglions en même temps, mais resta limitée. Toutes les deux récidivèrent ; après une première opération et de l'analyse que je fis, je dus conclure à un sarcome encéphaloïde, c'est-à-dire composé de cellules embryo-plastiques dans le premier cas, et, dans le second, à un sarcome fibroplastique avec tendance vers une organisation plus avancée.

La première tumeur, malgré deux opérations, amena la

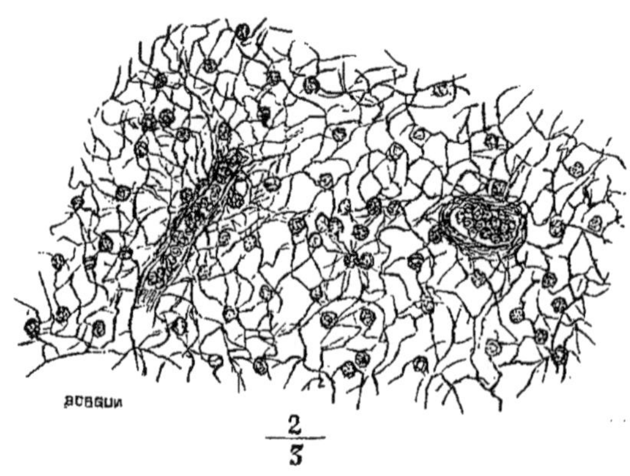

Fig. 2. — Ganglion lymphatique traité par le pinceau et montrant son réticulum aux dépens duquel naissent des noyaux embryo-plastiques. Ces éléments sont plus volumineux que les globules blancs. (Récidive d'une tumeur du cou.)

mort du malade, et j'ai pu constater à l'autopsie, à la base des deux poumons, dans les reins, dans le foie, au niveau de son bord antérieur, dans le sternum, des tumeurs secondaires analogues comme structure et comme texture à la tumeur primitive.

De ces deux observations de ganglions sarcomateux, nous n'avons pas à tirer de conclusions dans ce travail spécial. Dans une autre partie de ce livre, nous avons placé une classification sommaire des adénopathies ganglionnaires, basée sur des observations tirées de nos recherches.

La question anatomique normale ou pathologique, élucidée dans la première partie de cet ouvrage, nous dispense d'entrer dans de plus longs détails à propos des tumeurs ganglionnaires. Il nous reste, par suite, à faire remarquer simplement que les études auxquelles nous nous livrerons relativement aux ganglions, quand nous parlerons des carcinomes et des épithéliomas, nous autorisent à dire que les tumeurs ganglionnaires malignes n'échappent en rien aux lois qui régissent le développement de toutes les productions pathologiques dites tumeurs.

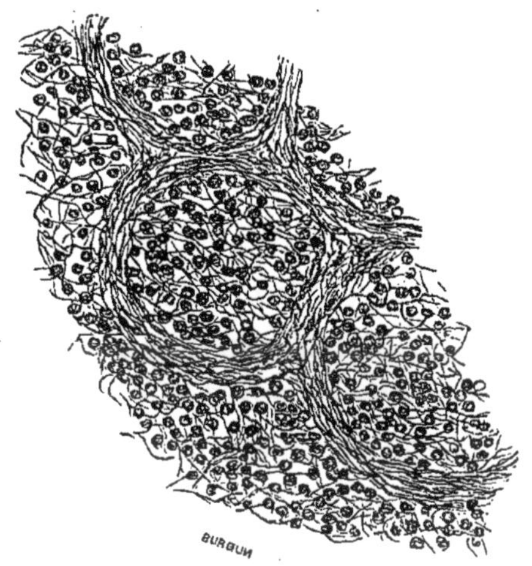

Fig. 3. — Hypertrophie d'un ganglion du cou.

Le tissu conjonctif forme des cavités fibreuses desquelles se détache le réticulum. Dans ce réticulum on trouve une grande quantité de globules blancs. La tumeur appartenait à un homme de vingt-huit ans qui présentait plusieurs tumeurs de la même nature et chez lequel la numération des globules du sang donnait 10 globules blancs pour 50 globules rouges. A la suite de l'extirpation de la tumeur la plus volumineuse, les autres disparurent peu à peu, et d'après mes derniers renseignements la guérison était définitive. Deux ans après l'opération, on ne trouvait plus que 5 p. 250 comme proportion de globules blancs et rouges.

Les ganglions renferment un tissu conjonctif dit réticulé, cytogène, etc., aux dépens duquel naissent des tumeurs dites sarcomateuses. Ces sarcomes peuvent revêtir diverses formes, ne contenir que des éléments jeunes qui resteront toujours jeunes ou passeront par divers stades avant d'arriver à une organisation plus avancée.

La loi qui préside à cette organisation nous est inconnue, mais le fait anatomo-pathologique est positif, et le résultat clinique nous démontre ici, comme pour toutes les tumeurs du tissu conjonctif, que la gravité de la tumeur est et reste en relation constante avec l'âge des éléments qu'elle contient. Ceci nous amène encore à séparer nettement les lymphadénomes ou hypertrophies simples de tous les éléments d'un ganglion, avec ou sans suractivité physiologique, des sarcomes et des carcinomes des ganglions.

Dans le cas de sarcome ganglionnaire, il reste à étudier la réaction que l'élément primitivement atteint peut produire sur les éléments de voisinage d'une nature différente, et les transformations que subissent ces derniers, par suite des progrès du développement de la tumeur.

Il serait utile de savoir si une simple hypertrophie peut, à un certain moment, imprimer à l'un ou à l'autre des éléments, constituant un organe ou un appareil, une activité différente de celle qu'il possède à l'état normal. Cela est très probable, mais n'est pas encore démontré, je crois, et le débat sur cette question ne saurait trouver place ici.

Enfin il serait bon, au moyen d'une technique appropriée, de savoir quel rôle exact les cellules lymphatiques jouent par rapport aux éléments constituant les ganglions. Mes recherches sur ce dernier point ne sont pas encore assez avancées pour que j'aborde ici cette question dont je dirai quelques mots à la fin de ce travail (1).

(1) Je dois à l'obligeance de M. G. Pouchet, d'avoir pu commencer, à ce propos, des recherches intéressantes, dont les résultats seront ultérieurement publiés. Ces recherches sont faites au moyen de l'acide osmique et les résultats obtenus déjà m'autorisent à remercier ici mon ancien et excellent maître de sa bienveillance à mon égard, et de son dévouement aux questions intéressant l'histologie.

CHAPITRE II

CARCINOME.

Les cliniciens ont de tout temps désigné sous le nom de cancer (καρκῖνος) les tumeurs qui se développent aux dépens de l'organisme, récidivent, se généralisent et amènent une terminaison fatale.

A l'époque où l'anatomie pathologique représentée par Bayle, Laennec, Andral, Cruveilhier, Velpeau, fut basée sur l'examen des tumeurs fait à l'œil nu, le cancer fut classé dans les tissus sans analogue dans l'économie et, selon sa mollesse ou sa dureté, désigné sous le nom de squirrhe et d'encéphaloïde.

A cette classification, on ajouta les cancers fragiles que nous retrouverons à l'article relatif aux épithéliomes, et le cancer mélanique.

Les travaux des modernes ont jeté un grand jour sur toutes les questions relatives à l'hétéromorphisme et à l'homéomorphisme, et la spécificité des éléments, de même que l'idée de parasitisme qui s'attachait au développement des tumeurs, à une certaine époque, sont bien jugées à l'heure qu'il est.

Il en est autrement de la nature histologique du carcinome. Quelques auteurs en font une production épithéliale ; d'autres, une production de nature conjonctive. Nous adoptons complètement l'opinion des premiers sans pour cela rejeter l'opinion des seconds, et nous verrons au cours de cet article les raisons qui militent en faveur de ce résultat.

Par suite, nous pouvons définir le carcinome une tumeur formée aux dépens de certains éléments épithéliaux. Cette définition paraîtra incomplète sans doute et peut être appliquée, dans sa généralité, aux épithéliomas, mais, d'autre part, l'aspect clinique des épithéliomes et des carcinomes est assez tranché au point de vue chirurgical et dans l'esprit de certains cliniciens, pour nécessiter encore une division plus apparente que réelle, ainsi que nous le verrons par la suite.

De toutes les tumeurs que nous avons pu examiner dans le courant de l'année 1876-77, la proportion la plus considérable a été fournie par les cancers, et particulièrement les cancers du sein. Ainsi, nous avons eu à notre disposition :

8 cancers du testicule,
6 — de la parotide,
2 — de la cloison recto-vaginale,
9 — de l'ovaire,
43 — du sein.

Nous décrirons d'abord, d'une manière succincte, les points les plus généraux, nous réservant d'indiquer, en temps et lieu, les particularités présentées par chaque analyse. D'autre part, nous terminerons cet article par un exposé des tumeurs du sein que nous avons examinées ; et dans la dernière partie de ce travail, nous verrons à quelles conclusions conduisent les faits que nous mentionnons au cours de ces diverses études.

Pour un grand nombre d'auteurs les cancers sont des maladies du système épithélial.

Le carcinome, écrivent MM. Cornil et Ranvier, est une tumeur composée d'un stroma fibreux limitant des alvéoles, qui forment par leurs communications un système caverneux. Ces alvéoles sont remplies de cellules, libres les unes par rapport aux autres, dans un liquide plus ou moins abondant.

Cette définition, qui semble nettement trancher la question des cancers et imposer une certitude absolue au diagnostic, est loin d'être exacte, et nous pourrions, pour le démontrer, avoir recours aux descriptions particulières qui se trouvent dans le traité d'*Histologie pathologique* des deux micrographes que nous citons.

Carcinomes du testicule. — Les trois carcinomes que nous signalons au début de cet article étaient primitifs et n'occupaient qu'un seul testicule : tous les trois siégeaient à droite. Dans deux cas, la tunique albuginée était intacte ; dans le troisième, elle était atteinte, ainsi que la tunique vaginale, et la tumeur était énorme. A la coupe, les trois carcinomes présentaient un *aspect encéphaloïde* très remarquable : l'un d'entre eux renfermait des parties très ramollies et colorées en rouge sale par des hémorrhagies.

Sur des coupes, j'ai trouvé de grandes alvéoles remplies de cellules polymorphes ; mais par le procédé de Birsch-Hirschfeld (acide chlorhyd. à 15 p. 100), j'ai pu isoler, dans la pièce la plus volumineuse, des tubes présentant des renflements ou se terminant par de véritables masses de cellules à noyaux très réfringents ; de plus, vers la périphérie de la tumeur, on voyait nettement, sur de bonnes préparations, la formation de nids carcinomateux dans le tissu conjonctif. Entre ce tissu conjonctif et les parties périphériques de la masse morbide, j'ai rencontré de véritables agglomérations de noyaux à divers degrés de développement cellulaire, sans trace de stroma alvéolaire. On pourrait objecter que, par suite du progrès de l'affection, le stroma se trouvait détruit après avoir existé. Je ferai remarquer que cette objection perd sa valeur en présence de l'état des cellules, qui n'offraient aucune trace de dégénérescence, mais donnaient par les réactifs et les matières colorantes des preuves d'une vitalité énergique. Les cellules les plus remarquables par leur volume et leur variété innombrable de formes se rencontraient vers le centre même du testicule, dans des points où l'examen le plus attentif ne pouvait plus faire trouver trace de canaux séminifères. Gran-

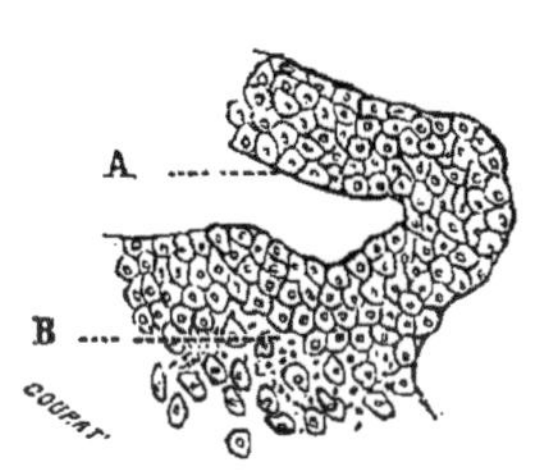

Fig. 4. — Tube obtenu par dissociation, dans un cas de carcinome du testicule.

A, Tube rempli de cellules et nettement limité.

B, Partie où le tube s'élargit, et dans laquelle les cellules perdent leur cohésion et deviennent plus granuleuses. Dissociation faite dans le picro-carminate.

des et petites cellules, irrégulières ou non, ont généralement un noyau très volumineux qui, à l'état frais, se colore instantanément par le carmin, *comme les noyaux du tissu conjonctif qui les entoure*, et par la purpurine. Quelques-uns de ces noyaux contiennent des nucléoles ou sont entourés d'un protoplasma granulo-graisseux.

Carcinomes de la parotide. — Dans les observations faites sur la parotide, nous noterons des altérations analogues à celles qui précèdent. Hâtons-nous d'ajouter que ce qui frappe le plus dans l'étude de ces deux glandes est la diversité des tissus qui constituent la masse morbide; en sorte que les coupes pratiquées sur un seul des points du produit pathologique conduiraient, le plus souvent, à des erreurs de diagnostic, si l'on ne tenait compte dè tous les éléments du problème.

La première de nos tumeurs était constituée par un tissu dur, résistant sous le rasoir, mélangé à des points enchondromateux; la seconde, plus complexe encore, renfermait, entre des tissus analogues à ceux que nous venons de décrire, une masse pulpeuse, dégénérée en son centre et se perdant insensiblement, par des prolongements blanchâtres, dans les masses avoisinantes.

Billroth (*Arch. für patholog. Anat.* von Virchow, 1859) insiste avec raison sur la diversité de structure des tumeurs de la parotide, et les observations de Robin, Broca, Verneuil et autres sont des plus concluantes pour démontrer la complexité des tumeurs de cette glande.

Dans une de nos analyses, nous avons spécialement étudié les parties intermédiaires, très tranchées, qui composaient la tumeur. En général, la partie enchondromateuse se rapprochait du fibro-cartilage réticulé par la nature et la disposition des éléments qui la constituaient, et quelques-uns des chondroplastes présentaient des prolongements ramifiés, anastomosés pour la plupart. La portion blanchâtre et ramollie, dont nous avons déjà parlé, renfermait des cellules, les unes en dégénérescence, les autres jeunes encore, munies d'un noyau arrondi, se colorant fortement. Sur certaines coupes, il était très facile de trouver, à une des extrémités, les vestiges des culs-de-sac glandulaires ; à l'autre, des amas de noyaux généralement petits, placés dans un tissu conjonctif lâche ayant, suivant le nombre de ces mêmes noyaux, plus ou moins de tendance à affecter la forme alvéolaire.

Cloison recto-vaginale. — Le premier carcinome de la cloison recto-vaginale, dont une partie me fut remise, offrait, comme particularité, des foyers hémorrhagiques dans certains points, et une dégénérescence graisseuse de ses éléments dans d'autres points. Dans ce cas, le tissu conjonctif entourant les cellules très volumineuses contenait deux, trois ou quatre noyaux : il était écarté, décomposé en fines fibrilles.

Le second, beaucoup plus volumineux que le premier, avait complètement envahi la cloison, et il eût été très difficile de déterminer son siège primitif, la tumeur étant molle, formée d'aréoles plus ou moins larges englobant un liquide clair, filant, muqueux. Ce liquide, examiné à l'état frais, contenait un mucus très abondant dans lequel étaient disséminées des cellules à noyaux multiples, des noyaux libres et une très grande quantité de granulations. Sur des coupes, j'ai trouvé un tissu conjonctif très fin limitant de larges alvéoles contenant les cellules et la matière dont je viens de parler.

Ce carcinome appartenait à la variété dite colloïde. Le premier était un carcinome à forme encéphaloïde.

Ovaire. — Un des carcinomes de l'ovaire que nous avons signalés, se présentait sous forme d'une tumeur légèrement lobulée : à la coupe, son tissu était mou, d'aspect encéphaloïde et contenait des parties très peu denses, dans lesquelles on voyait des points hémorrhagiques ; mais pas de kystes. Le raclage donnait une grande quantité de petites cellules rondes, régulières, avec noyaux et nucléoles, et un liquide opaque. Sur des coupes, la structure de cette tumeur ne différait du cancer ordinaire que par la présence d'un certain nombre de fibres musculaires lisses, et d'énormes vaisseaux dont la membrane interne, très épaissie, plissée par suite, présentait des épithéliums dont les noyaux avaient un volume relativement considérable.

Je vais noter encore que, dans les coupes pratiquées sur les parties les plus dures de la tumeur, le stroma aréolaire faisait le plus souvent défaut et que les cellules, petites et rondes, semblaient plutôt infiltrées dans le tissu propre de l'organe que contenues dans les alvéoles.

Le second carcinome de l'ovaire ne différait du précédent que par le développement de kystes volumineux.

Quelques-uns de ces kystes, tapissés par un épithélium formé de petites cellules disposées sur une seule couche, ainsi que j'ai pu m'en assurer par la nitratation, étaient à moitié remplis par des masses végétantes, présentant la même structure que la masse de la tumeur elle-même.

Tous les autres cancers de l'ovaire appartenaient à la variété encéphaloïde, hématode ou non.

Sein. — Bien qu'il soit impossible de faire ici l'histoire complète des tumeurs carcinomateuses du sein, je crois devoir joindre aux études, déjà si nombreuses, faites par d'autres, l'appoint de mes propres recherches à ce sujet. Mais, avant de passer en revue les caractères généraux des groupes formés par les quarante-trois cancers dont il est question dans cet ouvrage, je crois nécessaire de jeter un rapide coup d'œil sur les diverses formes présentées par ces carcinomes.

17 affectaient une forme dure ;

26 appartenaient à la variété molle, dite encéphaloïde.

Carcinome dur. Examen à l'état frais. — Les tumeurs de la première variété sont généralement très petites. Sur une coupe passant par le centre du mamelon, on voit que la masse carcinomateuse est assez nettement limitée, adhérente à la peau que l'on trouve le plus souvent ulcérée au niveau du mamelon, et qui présente en différents points de légères indurations.

La production tout entière est blanchâtre, grumeleuse, quand on la presse. Les grumeaux jaunâtres que l'on peut obtenir ainsi par la pression proviennent des conduits galactophores et sont formés de granulations graisseuses et de cellules le plus souvent déformées. Ces grumeaux sont le résultat de l'altération des éléments épithéliaux et représentent les différents stades de la dégénérescence granulo-graisseuse.

Bien qu'il soit difficile de donner une raison exacte du fait, j'ai constaté, d'après mes statistiques, que cette variété de carcinome, sans être particulière à l'âge sénile, était le plus souvent développée aux dépens de la glande mammaire de femmes ayant passé l'âge de la ménopause.

Dix fois sur dix-sept, j'ai pu constater le fait, et dans tous les cas, la tumeur se présentait avec des caractères analogues. Enfoncement du mamelon, légère ulcération au pourtour; sur une coupe, tissu blanc, avec peu de suc, gros tractus blanchâtres au niveau du mamelon, remplis de matière jaunâtre : tels sont les caractères généraux propres à cette variété de productions carcinomateuses.

A l'état frais, le liquide contenu dans les gros canaux ne m'a donné que des cellules épithéliales en voie de transformation, de destruction, une grande quantité de granulations solubles dans l'éther ou le sulfure de carbone, et quelques noyaux colorables à la longue par le carmin neutre.

Ces noyaux appartenaient manifestement aux cellules épithéliales.

En me servant de glycérine picro-carminatée, je les ai trouvés, en effet, rarement il est vrai, au contact de leurs cellules.

Dans ce cas la masse de la cellule se colorait en jaune sale et le noyau en rose tendre.

La graisse est peu abondante autour de ce genre de carcinomes.

Cinq fois les ganglions étaient envahis.

Carcinomes mous. Examen à l'état frais. — Les carcinomes encéphaloïdes appartenant à la seconde variété sont plus volumineux que les précédents. Huit fois nous avons trouvé des ulcérations, qui, contrairement à ce qui se passe ordinairement dans le carcinome dur, se recouvraient de bourgeons charnus. L'étude de ces bourgeons dans les parties profondes est des plus instructives. La peau était presque toujours prise, et dans la graisse extrêmement abondante qui entoure ces sortes de productions, on trouvait, partant du tissu mou et blanc formant la masse centrale de la tumeur, des tractus de largeur variable, séparant les lobes adipeux et s'enfonçant même entre les faisceaux des muscles sous-jacents et présentant par place des renflements.

Dans une tumeur, cette dernière apparence était des plus manifestes et la tumeur récidiva avec rapidité dans le muscle grand pectoral.

Nous avons presque toujours trouvé les ganglions pris dans cette variété de carcinome, et ces ganglions présentaient, à la coupe, l'aspect microscopique de la tumeur primitive.

Je ferai remarquer, cependant, que les éléments contenus dans ces ganglions étaient généralement très nets, ce qui tient sans doute à leur infection tardive.

Avant de pousser plus loin l'étude des caractères microscopiques de ces productions, nous croyons devoir jeter un rapide coup d'œil sur l'état actuel de nos connaissances sur les carcinomes du sein. Cette manière de procéder nous sera plus utile, si nous comparons les résultats fournis par nos analyses aux résultats auxquels sont arrivés les auteurs que nous citerons, et nous conduira à des déductions légitimes.

Pour M. Robin, le cancer est une maladie du système épithélial. Les éléments épithéliaux, en se multipliant, forment des masses végétantes envoyant des prolongements multiples dans les tissus.

« Le propre du cancer épithélial, écrit M. Cadiat, est d'être infiltré dans les tissus et de se produire sur place, à mesure qu'il se développe. »

A côté de l'opinion si nettement exprimée par les deux auteurs que je cite, il en est une autre dont j'ai déjà parlé, qui affirme la nature conjonctive du carcinome. « Les travées de tissu conjonctif qui entrent dans la composition de la glande et qui de là rayonnent dans le tissu avoisinant, disent MM. Cornil et Ranvier, s'épanouissent, s'amollissent et sont plus chargées de sucs qu'à l'état normal. Sur une section, on reconnaît les espaces plasmatiques en voie d'agrandissement et aboutissant, par la prolifération des cellules qu'ils contiennent, à la formation d'alvéoles carcinomateux. »

Voici ce que nous constatons par l'examen de nos pièces :

Carcinome mou. Examen des coupes. — Vingt-six fois sur quarante-trois, la tumeur avait un caractère nettement encéphaloïde, c'est-à-dire était composée par une masse considérable, blanchâtre, diffluente, offrant de larges traînées de même nature, se rendant à des masses plus petites, perdues dans le tissu adipeux du voisinage. Une dissection fine montrait que de ces prolongements en partaient d'autres plus fins encore et présentant par place des renflements. Dans un certain nombre de carcinomes appartenant à cette variété, je n'ai pu trouver de kystes à l'état frais ; les renflements placés sur le trajet de ces prolongements, étaient composés de petites cellules rondes ou légèrement fusiformes, et sur des coupes portant, partie sur ces points blanchâtres, partie sur le tissu adipeux voisin, colorées par le carmin, traitées par le sulfure de carbone et montées dans la glycérine, j'ai constaté la formation du carcinome, telle que la décrivent MM. Cornil et Ranvier. Il serait mieux de dire le développement secondaire par envahissement progressif ; en effet, les coupes pratiquées sur la masse centrale de la tumeur différaient sensiblement, par leurs éléments, des coupes faites dans les nodules secondaires de la graisse. Les cellules de ces nodules étaient plus petites, irrégulières, et si, dans certains points, le tissu conjonctif qui les entourait était disposé de manière à former des alvéoles, dans d'autres coupes on ne trouvait qu'une diffusion d'éléments dont les plus jeunes ne présentaient pas encore une forme épithéliale déterminable. Aucune coupe ne saurait être plus probante que celles dont nous venons de parler, et nous insistons particulièrement sur l'étude que l'on peut en faire.

En effet, on trouve parfois dans le tissu graisseux qui entoure le carcinome, lorsqu'on le dissèque, des nodules ne mesurant même pas un millimètre cube. Ces nodules se reconnaissent très bien par la pression : durcis par les procédés usuels, ils donnent un certain nombre de coupes, sur lesquelles l'examen le plus minutieux ne peut faire trouver trace de développement carcinomateux, puis enfin les nids commencent à paraître, et quand le point induré a été complètement sectionné, on ne trouve plus trace de carcinome.

Il faut ajouter que sur les coupes passant sur le nodule de développement, il existe à la périphérie une zone absolument indemne et formée simplement par des vésicules adipeuses normales. Nous concluons, par suite, que le noyau carcinomateux est complètement circonscrit; il forme un cube renfermé dans un autre cube, et dans le point où l'on rencontre un pareil développement, il faut rejeter absolument l'infiltration signalée par quelques auteurs. Le carcinome est

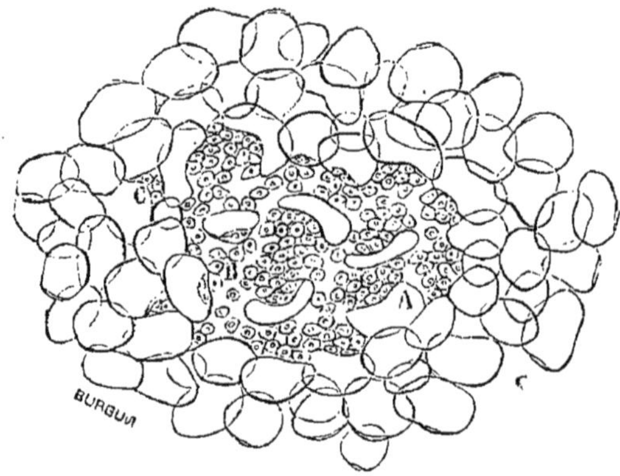

Fig. 5. — Développement du carcinome dans un nodule adipeux induré.

A, Vésicule adipeuse déformée au niveau d'un point où l'on rencontre des cellules carcinomateuses en voie de développement.
B, Nids carcinomateux se développant aux dépens des noyaux des cellules adipeuses, dont on peut facilement constater la suractivité élémentaire.
C, Trois cellules en voie de développement.

développé là, sur place, aux dépens des éléments situés entre les cellules du tissu adipeux, et de plus aux dépens des noyaux de la paroi de ces vésicules. Ces noyaux ou ces éléments prolifèrent; les vésicules rondes primitivement se déforment et les éléments proliférés, au voisinage de la zone d'envahissement de la tumeur même, ou des lymphatiques qui en partent, prennent peu à peu les caractères des cellules de la production primitive.

Cette variété de tumeur nous a permis de suivre la marche du carcinome jusque dans les muscles : trois fois, en effet, nous avons trouvé, dans le muscle grand pectoral, des prolongements semblables à ceux que nous avons signalés dans le tissu adipeux péri-carcinomateux. Dans ce cas, l'examen histologique donnait, à l'état frais et sur des dissociations, des renseignements autrement précis que ceux que fournissaient des coupes.

Ici, encore, le tissu conjonctif devient plus résistant, il s'indure même quelquefois, tandis que les cellules de ce tissu prolifèrent et forment peu à peu des nids carcinomateux. Ce processus a pour résultat d'écarter les fibres musculaires, de les comprimer, de les détruire, en les réduisant peu à peu à leur myolème. J'ai pu, par de bonnes dissociations (alcool au tiers) comparées, cette fois, à des coupes, me convaincre que les noyaux de ce myolème ne tardaient pas, en se trouvant au contact d'un nid carcinomateux, ou dans sa zone d'infection, à devenir eux-mêmes le point de départ des nodules secondaires. Dans ce cas, la substance propre subit des altérations remarquables : elle devient granulo-graisseuse, disparaît peu à peu, tandis que les noyaux du myolème se multiplient. Le myolème s'accole à lui-même et la fibre tout entière se présente sous forme d'un cylindre alternativement renflé et rétréci. Peu à peu le myolème a une tendance à disparaître ou à se confondre avec le tissu conjonctif voisin et laisse en liberté les noyaux multipliés qu'il renfermait. Ces noyaux se transforment postérieurement en cellules, dont les caractères épithéliaux sont des plus nets.

Sur des préparations traitées suivant les procédés indiqués par MM. Cornil et Ranvier, j'ai retrouvé encore des dispositions en tout point semblables à celles que ces auteurs donnent dans la figure jointe à leur manuel.

Dans cette variété de cancers du sein, vingt fois les ganglions étaient envahis. L'étude de ces ganglions doit être faite sur les ganglions très petits et sur ceux qui présentent un volume déjà considérable. Dans le premier cas, le ganglion est induré, fibreux; dans le second, il est plus ou moins ramolli, mais il est facile de reconnaître que le développement se fait dans le tissu réticulé. Entre ses mailles on trouve, au milieu de rares cellules lymphatiques, des cellules assez volumineuses, fusiformes, prenant une forme ronde par multiplication de leurs noyaux; ces noyaux s'entourent bientôt eux-mêmes d'une substance grenue. Ces noyaux deviennent libres par destruction de la plaque-mère et, peu à peu, la substance qui les entoure leur donne, par un mécanisme que nous exposerons, une forme très nette.

Outre l'envahissement de ces ganglions, j'ai pu constater deux fois une véritable injection carcinomateuse des vaisseaux lymphatiques situés dans le derme.

Ces vaisseaux, très faciles à sentir sous la peau, depuis

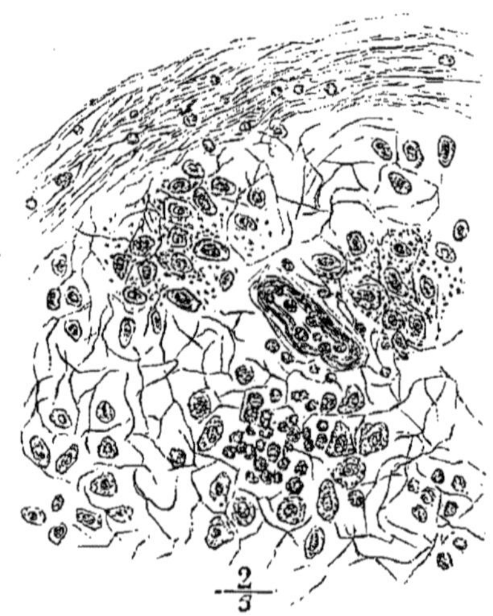

Fig. 6. — Coupe d'un ganglion dans un cas de production carcinomateuse du sein droit. Pièce traitée par le pinceau.

la glande mammaire altérée jusqu'aux ganglions axillaires, présentent sur des coupes perpendiculaires et parallèles à leur trajet un aspect carcinomateux des plus évidents.

Cinq fois les tumeurs ont récidivé, et l'analyse de ces récidives a été des plus instructives. Dans un dernier cas, la malade mourut d'une généralisation de sa tumeur.

Ce cas de généralisation offre, dans certains points, une disposition en réseau et vient appuyer la théorie émise par Kœster, lorsqu'il a soutenu que les cellules cancéreuses provenaient des cellules endothéliales des vaisseaux lymphatiques. Ajoutons toutefois que cette théorie n'est vraie que secondairement; elle prouve simplement que le cancer est une affection de tout le système épithélial.

La lésion ne se trouve pas plus dans les lymphatiques que dans les cellules du tissu conjonctif au début, mais dans tous les deux à une certaine période de l'évolution de la tumeur.

Un fait remarquable, c'est que sur nos cinq observations de récidive, les productions n'offraient plus, comme forme, de caractères analogues à la tumeur primitive, mais l'élément fondamental était toujours le même, c'est-à-dire une cellule qui, parfaitement développée, était de nature épithéliale.

Deux fois j'ai trouvé, sur mes coupes, des carcinomes à

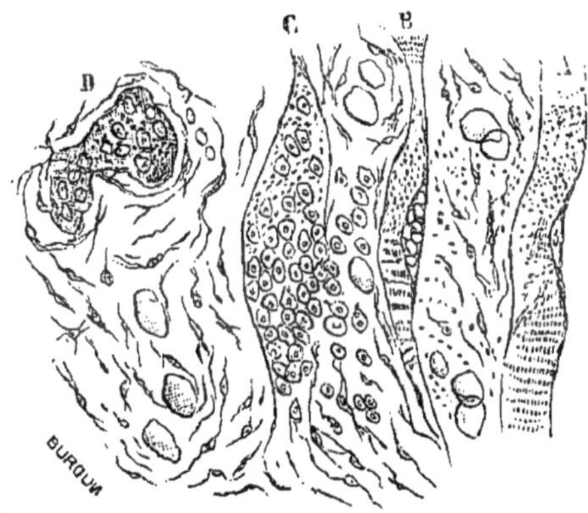

Fig. 7. — Développement d'un carcinome au sein. Récidive. Coupe pratiquée sur un lambeau du muscle grand pectoral.

A, Fibre musculaire dont le noyau du myolème est en voie de multiplication. Dégénérescence de la fibre musculaire normale.
B, Autre fibre musculaire. Noyaux du myolème plus nombreux; dégénérescence plus avancée. Aspect fusiforme de la fibre.
C, Destruction *complète de la fibre striée.* La cellule fusiforme est remplie de cellules ; le myolème détruit laisse échapper les noyaux multipliés.
D, Même fibre sur une coupe différente. Aspect d'une cellule géante.
Entre les fibres, vésicules adipeuses, tissu conjonctif irrité.

forme tubulée, c'est-à-dire des tumeurs constituées par des cellules régulières, plus ou moins polyédriques par pression réciproque, limitées par un tissu conjonctif dense, analogue au tissu des kéloïdes cicatricielles. Ces cellules étaient agencées de manière à former de longues traînées. Comme, d'autre part, entre ces traînées et la peau, existait un espace assez considérable, il était facile de se convaincre que l'épithélium de la peau, non plus que celui des glandes annexées, n'était pour rien dans la nouvelle tumeur. Enfin, la manière même dont ces tubes se conduisaient dans leur *zone de développement* prouvait qu'il s'agissait, ici, d'un cancer se propageant aux dépens des canaux lymphatiques. Dans le cas de généralisation cité plus haut, nous avons retrouvé une disposition identique, et les ganglions eux-mêmes, pris dans les régions les plus diverses, avaient toujours une tendance à présenter de véritables boyaux remplis d'épithélium. Deux autres cas de récidive, opérés au début, nous ont donné des tumeurs dont le développement était en tout analogue à celui que nous venons de décrire.

Carcinome dur. Examen des coupes. — Tous les autres cancers du sein, compris dans notre statistique, font partie du groupe qu'il est convenu d'appeler en pathologie chirurgicale : squirrhe. Nous connaissons peu de tumeurs aussi régulières que celles-ci : en effet, les coupes se ressemblent tellement, qu'en décrire une seule, c'est les décrire à peu près toutes. Ici encore, la lésion primordiale se trouve dans l'épithélium glandulaire. « La tumeur consiste en un noyau plutôt blanc que gris. quand on l'examine à l'œil nu, très dur, assez volumineux, et le microscope démontre que les culs-de-sac glandulaires et leurs conduits excréteurs, jusqu'aux gros canaux galactophores, sont dilatés et remplis par un détritus granulo-graisseux, des globules granuleux et des cellules ; contre les foyers et les cylindres cancéreux, qui sont donc manifestement le produit de la métamorphose des éléments des anciens acini, s'appliquent les extrémités un peu élargies des vaisseaux lymphatiques dégénérés. Le réseau formé par ces vaisseaux est rempli de cellules cancéreuses, comme s'il était injecté. »

Si l'on ajoute à cette description, empruntée à Rindfleisch, et à ce que nous avons déjà dit plus haut, en parlant de l'examen extemporané de nos pièces, que le tissu conjonctif, peu vasculaire, est formé de fibres rubanées, larges, sclérosées, se colorant en rose par le picro-carmin, et mélangé de fibres élastiques, on se fera une juste idée du carcinome dur.

Enfin, pour terminer cet aperçu, nous signalerons l'aspect

variable que peut offrir le tissu conjonctif dans les productions carcinomateuses du sein.

Dans une de nos tumeurs, la trame revêtait, dans quelques parties, la variété de forme du tissu conjonctif dite myxomateuse; dans une seconde, le tissu séparant les cellules affectait une disposition presque fasciculée. Dans cette dernière, une récidive se produisit. L'examen à l'état frais ne donnait plus que les cellules caractéristiques du sarcome fibro-plastique; mais ces cellules étaient énormes et contenaient un grand nombre de noyaux. Sans des coupes nombreuses, qui finirent par tomber sur un point où les nids carcinomateux étaient très visibles, le diagnostic eût pu rester douteux.

Il est nécessaire d'insister sur tous ces faits, afin que l'on ne soit pas surpris de nous voir admettre, avec Robin et d'autres auteurs, que les altérations carcinomateuses sont toujours primitivement de nature épithéliale, mais penser, avec MM. Cornil et Ranvier, que les noyaux secondaires se forment aux dépens des cellules du tissu conjonctif. Nous verrons, en effet, que les faits que nous relatons, loin d'exclure l'une ou l'autre des deux doctrines, servent, au contraire, à les renforcer l'une et l'autre. Les résultats fournis par une observation exacte et sans idée préconçue conduisent à cette conclusion.

CHAPITRE III

ÉPITHÉLIOMA.

Le terme *épithélioma* fut employé par Hannover (*Das Epithelioma*, Leipzig, 1852), pour désigner une variété de tumeurs épithéliales. Appliquant à ces mêmes tumeurs le terme cancroïde dont Alibert s'était servi pour caractériser une forme particulière de chéloïdes, H. Lebert rangea les cancroïdes dans la catégorie des pseudoplasmes hétéromorphes.

L'aspect que présentent ces *productions destructives* est bien décrit dans tous les auteurs, et, sauf dans un certain nombre de cas fort rares, leur diagnostic est généralement facile.

A la coupe, ces tumeurs sont blanchâtres, pauvres en suc, et se dissocient plus ou moins facilement. Leurs caractères microscopiques varient, du reste, selon la région qui les produit, et paraissent tenir à un certain nombre de conditions individuelles.

« L'accroissement qu'exerce le lieu d'origine sur le développement du carcinome épithélial est tel que si l'on voulait prendre en considération toutes les variétés de consistance, de couleur, de structure, il serait bien difficile de rencontrer, en deux endroits différents de la peau ou des muqueuses, deux carcinomes épithéliaux qui puissent être regardés comme deux néoplasmes parfaitement identiques. Telle est l'opinion que Rindfleisch émet sur l'épithélioma dans son histologie pathologique. »

Nous ajouterons qu'un certain nombre d'auteurs séparent nettement les épithéliomas des carcinomes, mais reconnaissent pour la plupart deux variétés de productions épithéliales en rapport avec les éléments épithéliaux à forme pavimenteuse et cylindrique.

La première se développe sur les membranes recouvertes d'un épithélium pavimenteux, les autres sur celles qui sont revêtues d'un épithélium cylindrique ou contiennent des appareils glanduliformes tapissés d'un épithélium de cette nature. Cependant le cancer épithélial pavimenteux peut naître également sur les muqueuses qui présentent un épithélium cylindrique, par exemple, la muqueuse gastrique (Reindfleisch). Cette dernière assertion pourrait prêter à contestation, ou donner lieu à des considérations que nous ne pouvons aborder dans un travail limité.

Étant donné, par conséquent, les signes cliniques qui permettent de reconnaître un épithélioma, nous constatons : 1° que la pièce qui nous est soumise présente un développement anormal de l'épithélium ; 2° que cet épithélium vient agir dans la profondeur des tissus, où il s'est anormalement développé, de manière à y produire des modifications caractéristiques. Ces modifications doivent être étudiées au moyen de dissociations ou sur des coupes.

Le développement anormal de l'épithélium peut se constater par le simple raclage, lequel constitue le meilleur mode de démonstration que je connaisse. En effet, le raclage de la tumeur donne des éléments qui se séparent nettement les uns des autres et appartiennent, malgré leurs modifications, aux différentes variétés de l'épithélium normal.

« Les cellules sont remarquables, dit M. Ch. Robin, par leurs formes bizarres, leurs prolongements et quelquefois leurs perforations, leurs excavations ou vacuoles avec ou sans granulations; ce sont des aberrations de forme et de volume qui leur laissent partout l'aspect général des épithéliums, sans qu'elles tendent à prendre aucun des caractères de quelque autre espèce d'éléments anatomiques. »

Ces cellules sont plates ou plus ou moins rondes, hérissées

de prolongements et à noyaux se colorant fortement par le carmin ; cependant ces caractères sont plus précis qu'on ne le pense généralement, et une certaine habitude du microscope et des tumeurs permet, sinon toujours, du moins très sou-

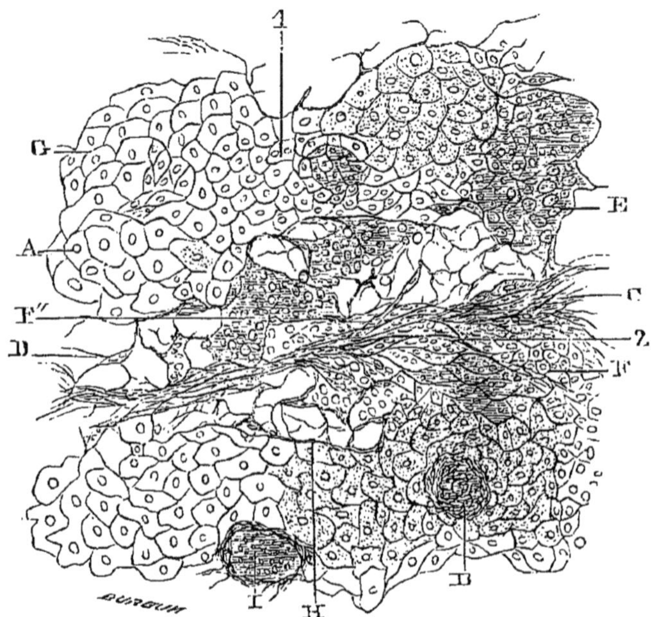

Fig. 8. — Coupe d'un épithélioma primitif des ganglions.

1. Tissu folliculaire.
2. Cloisons conjonctives d'où partent des trabécules qui forment les lacunes ou cavités limitées par le réticulum.

—

A, Cellules épithéliales pavimenteuses, polyédriques par pression réciproque et affectant les formes les plus diverses. Disposition rappelant le tissu folliculaire ou glandulaire normal.

B, Globe épidermique.

C, Trabécules des ganglions épaissis d'où partent des prolongements qui en s'appuyant sur la partie glandulaire A forment un système lacunaire.

D, Cellules du tissu lacunaire dont les noyaux se multiplient.

E, Les mêmes, dans lesquelles le corps cellulaire conjonctif est considérablement augmenté et rempli de noyaux. Le contenu devient plus dense et la membrane cellulaire primitive se détruit pour laisser les noyaux (centres actifs) libres.

F F'', Les mêmes noyaux agissant dans la zone d'envahissement de manière à forcer la matière qui les entoure à prendre une forme (phase d'organisation cellulaire : d'où les cellules épithélioïdes.

G, Vieilles cellules dont le noyau se colore mal par le picro-carminate et dont le corps cellulaire se colore en jaune.

H, Point où le système épithélial est limité au niveau du tissu lacunaire.

I, Vaisseau dont la paroi interne est en voie d'irritation.

vent, de préciser la nature même de l'épithélioma. J'ajouterai que les cellules de l'épithélioma primitif des ganglions surtout présentent, outre la facilité avec laquelle on peut les dissocier, une incroyable variété de formes, et que, vouloir établir des catégories à leur sujet, soit au moyen des colorations, soit par l'usage des réactifs, serait une entreprise plus que hasardeuse.

Il en est tout autrement des cellules appartenant à un épithélioma simple tubulé et aux épithéliomas multiples, provenant le plus souvent des glandes sébacées, siégeant au cou ou sur la face et longtemps confondus avec des lésions syphilitiques ou lupiques.

Outre ces cellules dissociées, on rencontre, dans la majeure partie des épithéliomas, des masses d'épithéliums disposées sous forme de globes, dits globes épidermiques, à cellules cornées, et enfin des cellules fusiformes à un ou plusieurs noyaux, des cellules rondes : tous éléments appartenant au tissu conjonctif voisin, et plus ou moins altérés selon qu'ils se rapprochent ou sont éloignés de la masse de la tumeur.

Dans les épithéliomas des ganglions, on remarque encore un certain nombre de cellules rondes ou ovales, mais de forme assez indéterminée, et que l'on peut appeler *éléments de transition ;* ces éléments sont entourés d'une matière non colorable par le carmin, granulée, et ne se voyant bien que lorsque l'on a soin de dissocier la préparation dans une solution faible de carmin. Toutes les fois que cette matière existe, le noyau central absorbe le carmin avec une rapidité très remarquable. Je regarde, ai-je dit, ces éléments comme des éléments de transition et l'affinité qu'ils présentent pour les matières colorantes conduit à penser que la facilité plus ou moins grande de coloration présentée par un élément anatomique est en rapport avec son état de développement et non avec l'espèce auquel il appartient.

Les dissociations seront faites sur la pièce à l'état frais, et les coupes d'après les procédés connus. L'accroissement d'un épithélioma se fait toujours dans les parties profondes, les parties superficielles étant détruites, à mesure que les parties profondes sont envahies.

Cette manière d'envisager l'épithélioma nous conduit à nous mettre en opposition avec les auteurs qui donnent aux globes épidermiques une valeur diagnostique absolue, et il nous suffira, pour appuyer cette opinion, de rappeler que, dans la peau du prépuce, chez les jeunes enfants, dans les végétations vulvaires de la grossesse, et, en général, dans toutes les irritations du derme, même les plus légères, on trouve des globes épidermiques. Enfin, dans un cas de cancroïde de la paupière, pris tout d'abord pour une simple ulcération, avec irritation sous-dermique (anal. 122), on ne constatait pas la présence de globes, et pourtant la nature épithéliale de la tumeur m'avait semblé, avant la récidive qui suivit la première opération, parfaitement indiquée.

Lorsque le microscope a permis de définir la nature épithéliale d'une tumeur, il devient intéressant de rechercher comment se développe l'épithélium, et quelle forme il revêt. Mais avant il est absolument nécessaire d'affirmer que la lésion initiale débute par l'épithélium, que cet épithélium présente ses phénomènes évolutifs surtout dans ses couches profondes; en d'autres termes, dans les parties où les cellules sont le plus vivantes. Nous verrons, dans la dernière partie de ce travail, les conclusions à tirer de ce fait.

« L'épithélioma pavimenteux présente plusieurs espèces :

« 1° Les masses épithéliales forment des lobules irréguliers dans lesquels, de la périphérie au centre, on reconnaît dans les couches stratifiées de l'épithélium une évolution semblable à celle de l'épithélium cutané, c'est-à-dire que les cellules cylindriques et petites au bord des lobules deviennent pavimenteuses, dentelées, puis cornées ou colloïdes à mesure qu'elles s'avancent vers le centre du lobule; *c'est l'épithélioma lobulé*.

« 2° L'évolution épidermique ne se reconnaît plus nettement et toutes les cellules du lobule ayant subi la dessiccation sont devenues cornées : tel est l'épithélium perlé.

« 3° Le tissu fibreux qui forme le stroma de la tumeur est sillonné par des cavités en forme de tubes remplies de cellules pavimenteuses ne montrant pas l'évolution épidermique, c'est l'épithélioma tubulé. » (Cornil et Ranvier, *Manuel*, pag. 262.)

Cette note nous permet de ne rien ajouter à la question des productions destructives épithéliales en général.

Les pièces soumises à notre examen nous conduisent à admettre, du reste, les diverses formes d'épithéliomas décrites par MM. Cornil et Ranvier ; nous ferons remarquer cependant que nous n'attachons pas une valeur absolue à toutes ces formes, car en suivant assidûment les malades atteints de ces tumeurs, nous avons dû conclure que la gravité de l'affection n'est pas en relation avec la forme que détermine le microscope. Cette gravité est elle-même, le plus souvent, en rapport avec le siège de la production, la nature du tissu qui l'environne, et les transformations que subit ce tissu. Les diverses tumeurs épithéliales que nous avons examinées se rapportaient aux types suivants :

1° A l'épithélioma pavimenteux simple ou interpapillaire,
2° — lobulé,
3° — tubulé,
4° — perlé,
5° — cylindrique, variable dans ses formes.

Chacune de ces espèces est trop bien exposée, dans les auteurs récents, pour que nous revenions sur des descriptions que l'on trouvera dans tous les traités d'histologie pathologique. Il suffira, pour vérifier l'exactitude de ces descriptions, de pratiquer, sur divers épithéliomas, des coupes suivant les procédés connus.

Je me contenterai de donner ici le dessin d'une excellente préparation d'épithélioma lobulé, dans laquelle le développement était des plus intéressants.

L'épithélioma se produit par un allongement des cellules du corps muqueux de Malpighi, entre les espaces interpapillaires de la peau (épithélioma simple, cônes épithéliaux). Il se produit encore, aux dépens des éléments des gaînes des follicules pileux, ou des glandes sébacées (épith. lobulé, simple ou multiple), aux dépens des cellules des glandes sudoripares (épith. tubulé). Dans les nombreuses préparations que nous avons examinées, nous constatons que toutes les coupes normalement faites, sur un épithélioma en voie d'évolution, et appartenant à la première variété, démontrent que les éléments profonds des espaces interpapillaires sont ceux qui envahissent le tissu conjonctif avec la plus grande rapidité, de sorte que les papilles, limitées par ces prolongements, prennent de bonne heure une longueur démesurée. Le tissu conjonctif, altéré par action de voisinage, subit lui-même des modifications, et ne tarde pas à revêtir des formes particulières; ses éléments deviennent fusiformes, stellaires, ou ronds, avec interposition de matière amorphe en plus ou moins grande abondance et peuvent revêtir, en fin de compte, les

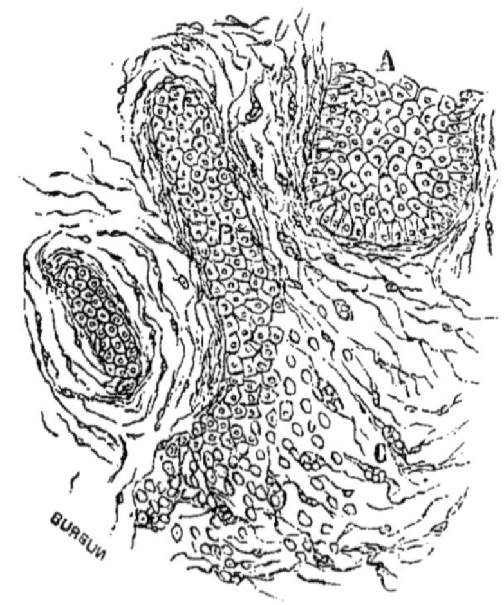

Fig. 9. — Épithélioma lobulé de la lèvre supérieure.

A, Masse épithéliale.
B, Terminaison de la production épithéliale dans un point où il est impossible de différencier les jeunes cellules épithéliales des éléments du tissu conjonctif.
C, Tissu conjonctif altéré. (Voir au dernier chapitre l'explication générale.)

formes dites myxomateuses, sarcomateuses fasciculées ou non.

L'examen attentif des mêmes préparations nous conduit à ne voir dans ces modifications du tissu conjonctif, qu'un phénomène secondaire, facile à retrouver dans tous les néoplasmes, mais nous amènera, plus tard, à des conclusions intéressantes. Le développement des épithéliomas lobulés s'effectue comme celui de l'épithélioma simple et débute par une irritation des cellules cylindriques de la couche de Malpighi et une altération des épithéliomas des glandes sébacées.

Il débute même parfois directement par les glandes sébacées, ainsi que j'ai pu m'en convaincre par l'examen d'une tumeur située dans la peau du front entre les deux sourcils, chez une femme d'une soixantaine d'années.

En ce point, on voyait, avant l'opération, une légère ulcération recouverte par une croûte, et dans le voisinage de cette ulcération, se trouvaient deux ou trois nodules gros comme des têtes d'épingle. La production datait de huit ou dix ans.

Une coupe pratiquée sur le centre de l'ulcération, et assez large pour englober deux ou trois des nodules, permettait de suivre la marche de l'affection.

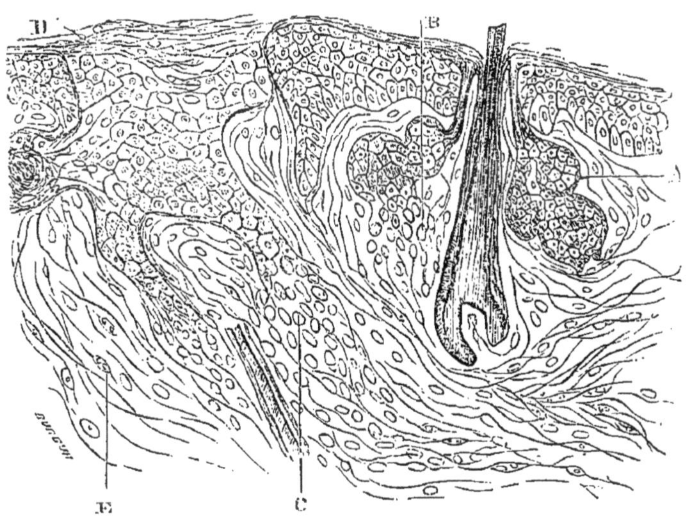

Fig. 10. — Épithélioma développé aux dépens des glandes sébacées. Début de la tumeur, dix ans.

A, Hypertrophie d'une glande sébacée.
B, Autre glande avec rupture de sa limitante; début de la zone d'envahissement.
C, Tissu conjonctif dont les noyaux commencent à se multiplier (zone de transformation).
D, Glande sébacée au niveau d'un point légèrement ulcéré.
C D, Prolongement épithélial dans le tissu conjonctif (développement).
E, Cellules fusiformes dont les noyaux se multiplient.

Dans les plus petits nodules, on ne constatait que l'hypertrophie des glandes, sans trace de conduits excréteurs. Cette hypertrophie répondait parfaitement à ce que Rindfleisch a décrit à tort sous le nom d'adénome des glandes sébacées (Rindfleich, *Traité d'histologie patholog.*, trad. Fred. Gros, 1873, page 340).

Tout d'abord le conduit excréteur se bouche, le centre de la glande contient des éléments en dégénérescence dont l'élimination devient impossible. Les cellules profondes continuent à se produire et présentent une vitalité très grande, ainsi que le démontre leur affinité pour le carmin ; autour d'elles on constate une grande quantité de cellules lymphatiques et une irritation des cellules du tissu conjonctif.

Peu à peu le contenu de la glande augmente par production de nouvelles cellules ; la limitante disparaît par suite de la pression et il devient impossible de différencier les cellules dont nous venons de parler des jeunes éléments épithéliaux.

Cette altération se rapporte parfaitement à l'*hyperplasie vraie des glandes sébacées* (Rindfleisch) et, malgré le doute émis par cet auteur, je suis persuadé que les *tumeurs glandulaires* décrites par Förster, tumeurs possédant un pouvoir destructeur, se rapportent aux pièces dont nous donnons l'analyse.

Pour s'en convaincre, il suffit de pousser plus loin l'étude.

Si l'on examine, en effet, la tumeur au niveau du point ulcéré, on voit que les acini primitifs de la glande se divisent en trois parties parfaitement distinctes ; la première centrale, garnie d'éléments en dégénérescence ; la seconde, d'éléments épithéliaux granuleux, formant une zone intermédiaire, entre la première partie et la troisième. Celle-ci présente des prolongements de longueur variable, avec ou sans globes épidermiques.

Ces prolongements sont incontestablement analogues à ceux de tous les épithéliomas en voie d'évolution ; en effet, ils plongent dans le tissu conjonctif voisin, non en le refoulant, comme cela se produit dans certaines formes d'acné, mais en le modifiant.

Ces modifications n'offrent rien de particulier et seront étudiées ultérieurement. Pour le moment il est simplement nécessaire de signaler le fait et de le donner comme la caractéristique de l'épithélioma développé à la suite d'une altération des glandes sébacées, sans altération consécutive, au début du moins, de l'épithélium inter-papillaire.

Il en est autrement de l'épithélioma tubulé, qui, d'après nos recherches, prend sa source dans les glandes sudoripares de la peau. Cette proposition semblera tout d'abord trop exclusive; elle est pourtant généralement vraie. Nous reconnaissons sans doute que dans une altération épithéliomateuse de la peau ou des muqueuses, les annexes de ces dernières parties sont toujours atteintes, à un certain moment; mais nous croyons, d'autre part, que les différences morphologiques des épithéliomas tiennent moins à l'élément épithélioïde, plus ou moins altéré, qu'au siège primitif de l'épithélioma lui-même.

Dans l'épithélioma tubulé, né dans les glandes sudoripares (analyse 102), nous constatons que la partie primitivement atteinte est le corps même de la glande. L'épithélium s'accumule dans l'intérieur du tube ; la membrane limitante disparaît, et l'épithélium se trouve en rapport direct avec les tissus du voisinage. Les métamorphoses des éléments constituants de ces tissus surviennent consécutivement. Quant aux altérations produites dans l'intérieur des cylindres ou des prolongements épidermiques, il est remarquable de ne les rencontrer qu'au centre même de ces prolongements, quelle que soit leur forme, du reste. Ces altérations peuvent porter, ou sur un groupe d'éléments et se produire par action mécanique (globes épidermiques), ou par dégénérescence élémentaire (dégénérescence cornée, colloïde, etc.). Le fait le plus intéressant est de savoir comment s'accroît la masse épithéliale, sur la périphérie, dans ce que je nommerai la *zone d'envahissement.* Il est incontestable que la masse épithéliale ne s'accroît jamais par son centre; les éléments qui constituent ce centre, éloignés de plus en plus de leur territoire nutritif, ont fatalement une tendance à rentrer dans le monde inorganique, et à subir les dégénérescences muqueuses, colloïdes, gélatiniformes, etc., qui conduisent tout élément à la désorganisation, par suite, à la mort.

L'accroissement se fait donc par la périphérie, j'ajoute qu'elle se fait surtout vers la pointe des cônes. Ici se pose une grande question : — les éléments se développent-ils par prolifération, par autogénèse, ou aux dépens des tissus ambiants ?

Il suffit d'examiner attentivement les cellules de tout épithélium, dans une goutte d'eau distillée picriquée, obtenues par raclage, à un fort grossissement, pour se convaincre, malgré l'autorité de Thiersch et de Billroth, que les cas de division des *cellules épithéliales* sont plus rares qu'on ne pense. et ne peuvent rendre compte, toutes proportions gardées, de la marche rapide de certaines affections épithéliomateuses, et de l'innocuité de quelques autres. De plus, en étudiant les éléments obtenus sur la limite apparente de la tumeur, on est conduit à conclure que si l'on trouve dans la préparation des éléments épithéliaux parfaitement réguliers, à membrane cellulaire accentuée, on rencontre, ainsi que je l'ai dit plus haut, d'autres éléments plus petits, *plus jeunes*, à la limite indécise, entourés d'une substance ayant une grande tendance à prendre la forme cylindro-conique, propre aux épithéliums profonds des bourgeons d'envahissement. Lorsque ces éléments sont très nombreux, la récidive est de règle.

En examinant un grand nombre des coupes, on ne tarde pas à se rendre compte exactement de la raison de ce dernier fait. On remarque, en effet, que les bourgeons épithéliaux des tumeurs de cette nature sont entourés d'un tissu conjonctif jeune dont les éléments, après des modifications préalables, ont une tendance à se transformer en cellules épithéliales. Cette transformation est en rapport avec la nature de l'altération du tissu conjonctif, et les modifications pathologiques sont en relation avec ce qui se passe dans le développement physiologique.

Burckardt (*Virchow's Archiv für pathologische Anat.*, t. XVIII, p. 94), en appelant la couche superficielle du tissu conjonctif, matrice des cellules épithéliales, et Recklinghausen en soutenant l'hypothèse du renouvellement des cellules épithéliales, par des cellules émigrées du tissu conjonctif, ont par suite émis une opinion juste mais trop restreinte, et qui puise une nouvelle force dans l'observation exacte d'un certain nombre de faits pathologiques. Nous saurons bientôt quelle interprétation plus large il faut donner aux phénomènes signalés par les auteurs que nous citons. Dans nos considérations générales, nous verrons que l'opinion de Köster est également juste, et que la métamorphose des cellules endothéliales du système lymphatique peut concourir à l'accroissement des cônes épithéliaux; enfin, nous devons noter aussi, pour y revenir plus tard, que selon les formes affectées par l'épithélioma et son point de départ, nous constatons que les vaisseaux sont sujets à des altérations, dont le type est emprunté aux altérations du tissu conjonctif voisin.

Dans un épithélioma franchement cylindrique et composé de cellules disposées sur une seule rangée, régulière, le tissu conjonctif, variable dans ses formes, mais se rapprochant de la variété dite myxomateuse, renfermait un nombre de vaisseaux relativement considérable, et quelques points hémorrhagiques.

Pour résumer cette étude des épithéliomas, nous ferons remarquer que les tumeurs épithéliales simples sont les plus fréquentes, les plus sujettes à récidive — (3 sur 6); que leur siège par ordre de fréquence a été :

Les ganglions.	2
La conjonctive	1
Le nez.	7
Les lèvres.	6
La langue.	5
Les paupières.	3
Le coude.	2
La voûte palatine. . . .	2

Le reste des productions épithéliomateuses se distribuait indifféremment et en grand nombre dans les diverses régions anatomiques.

Trois fois sur vingt-quatre les ganglions correspondants aux régions atteintes se trouvaient malades. Les éléments qu'ils contenaient étaient analogues à ceux de la tumeur primitive.

Ici, devrait se terminer notre étude sur les tumeurs épithéliomateuses si, parmi tous les épithéliomas dont nous avons parlé, il n'en était trois auxquels nous devons une mention spéciale.

Le premier se recommande à l'observation, parce que la tumeur primitive avait été prise pour un sarcome fibro-plastique mélanique; le second, parce qu'il se rapporte à une variété de tumeurs décrites par M. Malassez sous le nom d'épithélioma myxoïde; le troisième parce qu'il a trait à un épithélioma primitif des ganglions. La première tumeur située sur la conjonctive oculaire, à quelques millimètres du grand angle de l'œil, sur la paupière supérieure, récidiva sur place quelque temps après l'opération. Le malade présentait, en outre, un ganglion atteint de mélanose à la région du cou. L'examen de ce ganglion permit de rectifier le premier diagnostic et de rendre le microscope plus absolu sur la détermination de la tumeur de récidive dont l'espèce pouvait sembler douteuse. L'analyse que nous en donnons démontre de plus la justesse de vue de Ch. Robin, lorsqu'il écrit : « Ces tumeurs sont de nature épithéliale, c'est-à-dire de même nature anatomique que les tumeurs se produisant primitivement dans la peau... La comparaison de la structure des tumeurs primitives ; celle des masses qui se produisent successivement en divers points de l'économie dans les cas de généralisation, et l'observation directe, me forcent de me mettre en opposition formelle avec Virchow, Billroth et leurs imitateurs, lorsqu'ils affirment que ces produits sont des tumeurs *sarcomateuses* ou fibro-plastiques pigmentées, c'est-à-dire des tumeurs dérivant du tissu conjonctif ou lamineux ; lorsque, par suite, ils disent que les sarcomes mélaniques ou mélano-sarcomes sont plus fréquents que les cancers mélaniques ou carcino-mélanomes (tumeurs épithéliales mélaniques) qui seraient très rares.

« Cela n'est vrai que pour le cheval, mais absolument faux pour l'homme... » Et plus loin : « ... En réalité, les auteurs auxquels je viens de faire allusion ont pris pour des cellules ou corps fibro-plastiques fusiformes du tissu cellulaire les cellules épithéliales de la variété bi-pyramidale qui sont les éléments anatomiques de presque toutes les tumeurs épithéliales, papillaires, pigmentées ou non des régions sourcilière, palpébrale, de la conjonctive et de l'intérieur de l'œil, etc... »

La petite tumeur qui fait le sujet de cette observation avait un aspect papilliforme. Les cellules appartiennent à la variété dont parle M. Robin, et sont immédiatement accolées l'une à l'autre; une de leurs extrémités regarde vers la profondeur de la tumeur, l'autre vers le revêtement épithélial superficiel. Elles ont un, deux, rarement trois noyaux avec ou sans nucléole. Vers la périphérie de la tumeur ces éléments ont une tendance à s'aplatir et deviennent très réfringents (la tumeur n'était pas ulcérée). Vers la profondeur il est absolument impossible de différencier les jeunes cellules du cône des éléments fusiformes ou stellaires du tissu conjonctif voisin. Quelques-uns de ces éléments sont pigmentés et libres, au

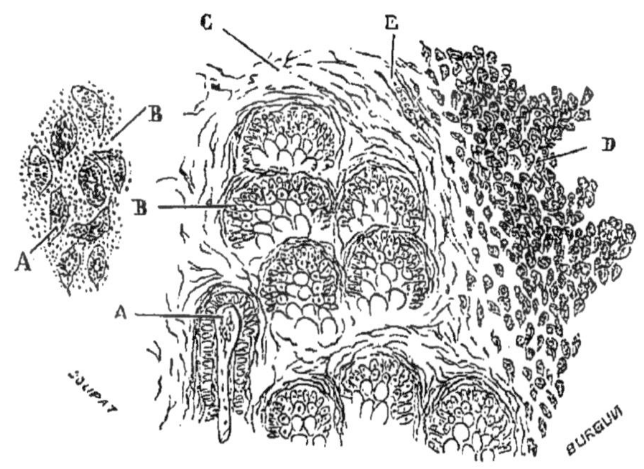

Fig. 11. — Tumeur épithéliale mélanique (récidive).

A, Poil du bord libre.
B, Glandes de Meibomius (altération centrale par rétention des produits de sécrétion).
C, Tissu conjonctif.
D, Point de la tumeur formée de cellules épithéliales bi-pyramidales, avec dépôt de matière mélanique.
2, Vaisseau dilaté.
A, Gross. 500 (Nachet). Cellules dont le protoplasma est envahi par les granules mélaniques.
B, Matière amorphe interposée aux cellules (Voir le texte).

niveau du point où ils se confondent avec les épithéliums profonds.

Contrairement à ce qui se passe pour les sarcomes fibroplastiques mélaniques, les granulations pigmentaires sont toutes renfermées dans l'élément épithélial. On les trouve surtout au niveau du noyau qu'elles masquent souvent, ou tout autour de lui, et dans ce cas elles lui forment comme une collerette. Ainsi que l'avance encore Ch. Robin, on ne trouve pas dans la tumeur primitive de vaisseaux ou de tissu conjonctif entre les éléments; quant aux vaisseaux situés profondément, vaisseaux généralement volumineux et à parois minces, ils appartiennent au tissu conjonctif placé sous la tumeur.

Ainsi que je l'ai dit déjà, cette tumeur pouvait prêter à erreur ; mais l'examen du ganglion ne laissait aucun doute sur la nature de l'affection.

En effet, sur quelques points ramollis et situés au centre de ce ganglion, on trouvait des éléments dont la nature épithéliale était indiscutable.

Un certain nombre de ces épithéliums affectaient une forme ronde, d'autres, plus volumineux, polyédriques par pression réciproque, étaient libres ou placés les uns à côté des autres de manière à se présenter sous forme de cylindres.

Les grosses cellules nous ont semblé plus pigmentées que les autres.

Sur une très bonne coupe de ce ganglion, j'ai pu constater une série d'altérations des plus remarquables.

Il n'entre pas dans le cadre de ce travail de rechercher en quoi ces altérations peuvent être utiles pour juger certaines questions très discutées et très obscures de la structure des ganglions, et je me bornerai à une description de la coupe dont j'ai parlé.

A un faible grossissement on constate que la partie périphérique des ganglions (la pièce n'a pas été colorée) tranche, par sa couleur blanchâtre sur la portion centrale qui paraît d'un gris ardoisé. Ces deux parties sont, du reste, si nettement séparées l'une de l'autre que, de prime abord, on les prendrait pour deux tissus accolés mais différents.

La partie blanchâtre est formée par un tissu conjonctif dense, renfermant un assez grand nombre de vaisseaux dont la membrane interne boursouflée, et quelques rares vésicules adipeuses. De la face interne de ce tissu conjonctif formant l'enveloppe des ganglions, partent quelques prolongements qui ne tardent pas à se perdre dans la masse centrale et à disparaître même complètement.

Ce fait peut se vérifier avec la plus grande facilité. Il suffit, pour cela, de presser légèrement le verre mince au moyen d'une aiguille. La pression écarte les éléments épithéliaux et démontre l'absence complète du tissu réticulé entre les éléments. Il n'en est plus de même, si l'on examine un groupe d'éléments se rapportant à ce que nous avons décrit ci-dessus sous le nom de cylindres épithéliaux.

En effet, si l'on étudie la portion grisâtre du ganglion, on ne tarde pas à reconnaître que les cellules épithélioïdes qui le composent sont individuellement réunies les unes aux autres, sans interposition de substance, amorphe ou non; elles se touchent, se pressent, forment des groupes dont l'aspect est variable selon l'incidence des coupes; mais tous ces groupes

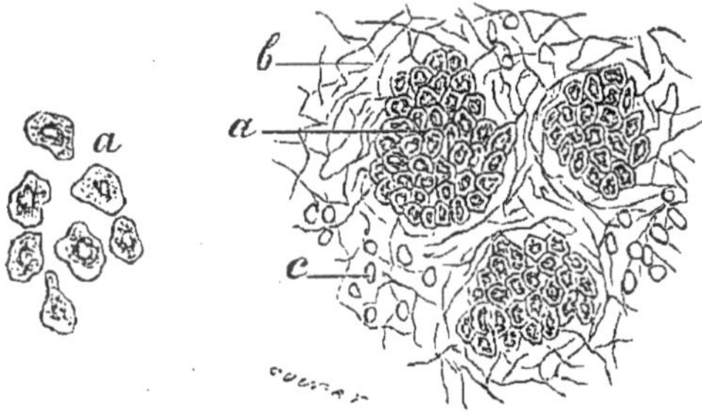

Fig. 12. — Ganglion mélanique survenu pendant l'évolution de la tumeur de récidive (250 diam.).

A, Cellules épithéliales disposées dans des tubes.
B, Tissu conjonctif du ganglion irrité, multiplication de ses éléments nucléaires.
C, Éléments nucléaires en voie de multiplication.
a, Dissociation des cellules épithéliales polymorphes, contrairement à ce qui se passe dans la tumeur primitive (Voir le texte).

peuvent, en dernière analyse, être ramenés à une seule forme, la forme épithéliale pavimenteuse.

Les éléments contenus dans ces cylindres se rapportent aux cellules épithéliales dont j'ai fait mention, en parlant de la pièce examinée à l'état frais, et les groupes qu'ils forment sont séparés par un tissu conjonctif très ténu par place, mais très épais dans certains points. Examine-t-on la préparation plus profondément encore, en se rapprochant du centre même du ganglion, les cylindres disparaissent complètement, et l'on ne trouve plus qu'un amas de cellules pigmentées ou de granules noirs perdus dans une substance diffluente, soluble dans l'éther, appartenant, par suite, aux dégénérescences ultimes de tout élément séparable de l'organisme.

Quant aux vaisseaux, il faut répéter à leur sujet ce qui a été déjà dit à propos de la tumeur primitive. Ils manquent complètement dans la partie pigmentée du ganglion.

Au résumé, cette observation est des plus intéressantes. Elle prouve, en effet, la difficulté que présentent comme diagnostic histologique les tumeurs mélaniques; elles démontrent que si les auteurs les plus recommandables ont pu confondre des épithéliomas mélaniques avec les sarcomes embryo-plastiques ou fibro-plastiques de même nature, l'erreur était facile, elle démontre en outre le mérite qu'il y avait à s'élever contre cette confusion ainsi que l'a fait le professeur Ch. Robin.

Le second cas que nous avons à décrire ici se rapporte à un épithélioma d'une nature spéciale, dont la description a été donnée pour la première fois par M. Malassez.

La tumeur était développée dans le testicule dont le centre était rempli de kystes plus ou moins volumineux.

Ces kystes ne se confondaient pas avec le testicule qui, ratatiné, se trouvait refoulé contre la tunique albuginée, et entouré d'un tissu conjonctif épaissi par place, mince ailleurs, mais très résistant partout. Le même tissu conjonctif formait une véritable enveloppe à chacun de ces kystes et les isolait de la masse dans laquelle ils étaient placés.

La surface interne des kystes était diversement tapissée et la description de leurs épithéliums ne saurait être ramenée à un type quelconque.

J'y ai trouvé des éléments épithéliaux polyédriques par pression réciproque, cylindriques, caliciformes, réunis en groupe sur quelques points et formant des masses, régulièrement alignées en certains endroits.

Dans les points où ces épithéliums étaient le plus régulièrement disposés, on pouvait distinguer, avec un fort grossissement, une membrane limitante, au-dessous de laquelle le tissu conjonctif paraissait très dense, cependant il faut avouer que cette disposition, et surtout la présence d'une limitante, ne me semble pas encore parfaitement démontrée.

Cette particularité anatomique appelle de nouvelles recherches.

Les kystes m'ont semblé renfermer un liquide d'autant plus dense, qu'ils étaient plus développés. Dans les moins considérables, le liquide était séro-fibrineux, légèrement coagulé et très sensible à l'action de l'acide acétique, sous l'influence desquels il se prenait en fines fibrilles, renfermant un grand nombre de globules blancs et de noyaux de cellules.

Dans les kystes plus volumineux, les cellules manquaient par place. Celles qui avaient résisté m'ont paru appartenir à la variété caliciforme. Quelques-unes, distendues par la matière qu'elles sécrètent, paraissaient presque sphériques.

J'ai retrouvé de ces mêmes cellules, plus ou moins rondes, dans le liquide dense contenu dans les kystes d'un certain volume. Le liquide de ces derniers était très gluant, beaucoup plus dense que celui des premiers et mélangé de leucocytes ou globules blancs et de débris de cellules.

Je crois, par suite, devoir rapporter l'analyse de la tumeur présente aux épithéliomas décrits sous le nom de myxoïde. Quant à affirmer qu'il s'agisse ici d'une espèce d'hétérotopie épithéliale, c'est-à-dire d'éléments nés dans un point où normalement on ne les rencontre pas, je crois devoir montrer une certaine réserve et rester, au moins, dans le doute.

Les deux derniers épithéliomas qu'il me reste à décrire se sont développés primitivement dans des ganglions du cou.

La rareté de ce genre de tumeurs me conduit à en donner une analyse assez détaillée.

Les ganglions malades avaient le volume d'un œuf de pigeon, l'un d'eux ulcéré se composait, à la coupe, de deux portions parfaitement distinctes.

La périphérie dure, blanchâtre, résistait au rasoir, ne donnait par le raclage aucun suc et se trouvait composée de tissu conjonctif à diverses périodes d'évolution.

Le centre noir se laissait dissocier avec la plus grande facilité.

Le second ganglion présentait des caractères macroscopiques analogues, bien que moins accentués.

Les tumeurs furent examinées à l'état frais, les dissociations portèrent sur un grand nombre de points.

Les éléments se faisaient remarquer par une polymorphie telle que leur description serait impossible, si on ne les ramenait à trois types se complétant les uns les autres par des éléments de transition.

Le premier type consiste en éléments ronds, volumineux avec ou sans nucléole, entourés ou non d'une substance granuleuse plus ou moins abondante et sans aspect géométrique bien défini.

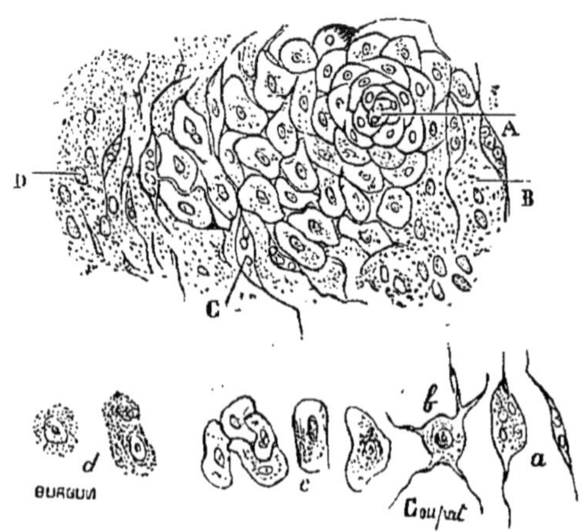

Fig. 13. — Coupe d'un ganglion envahi par un épithélioma primitif.

A, Globe épidermique.
B, Quelques noyaux devenus libres et plongés dans une matière amorphe très abondante autour des noyaux qui se colorent le mieux.
C, Cellule fusiforme dont les noyaux sont en voie de multiplication.
D, Noyaux à forme indécise.
A, Altération des corps fusiformes du tissu conjonctif ganglionnaire.
B, Cellule étoilée, à gros noyau.
C, Diverses formes des cellules épithéliales.
D, Noyaux multipliés devenus libres, autour desquels se condense un protoplasme dont la forme n'est pas accusée, et que je considère comme des éléments épithélioïdes jeunes. (Envahissement progressif dans la zone de transition.)

Le second renferme des cellules avec ou sans noyaux entourées d'une matière granuleuse encore, mais à forme définie, rappelant l'aspect d'une cellule épithéliale déformée.

Le troisième groupe est constitué par des éléments énormes, plats, fusiformes, avec des prolongements stellaires nombreux.

Enfin, dans les parties les moins atteintes, on trouve un certain nombre de leucocytes, quelques globules rouges, çà et là des tablettes de cholestérine et des épithéliums enroulés formant des globes épidermiques.

Sur nos coupes on peut voir que, dans les points où les épithéliums sont le plus développés et ont le moins de cohésion entre eux, le stroma conjonctif ou tissu réticulé a complètement disparu. Dans les parties où il existe encore, les corps fibro-plastiques qui le forment sont le siège d'altérations des plus intéressantes.

Quelques-uns de ces corps contiennent deux ou trois noyaux; leur corps est par suite augmenté de volume; si le nombre des noyaux devient plus considérable, les extrémités effilées du corps fibro-plastique se détruisent, et l'élément prend la forme d'une plaque à noyaux multiples. J'ai pu me convaincre que cette plaque se détruit en fin de compte, que les éléments qu'elle contient deviennent libres, et que ces éléments servent au développement postérieur de l'épithélioma (noyaux libres).

Le cadre que nous nous sommes tracé pour ce travail ne nous permet pas de continuer par l'étude des productions épithéliomateuses secondaires ; mais, pour tirer des observations contenues dans ce livre tout le parti possible, nous ferons mention d'un épithélioma ayant envahi le tissu osseux du maxillaire inférieur. Nous avons pu, nettement encore, remarquer que les cellules envahissantes perdues au milieu de la moelle osseuse ne se produisaient pas par segmentation autogène, mais bien aux dépens des cellules de la moelle elle-même, par une suite de transformations successives.

Enfin, dans un papillome ayant envahi toute la peau de la région anté-sternale, et présentant sur nos coupes la forme lobulée dans sa profondeur, nous avons trouvé des spores placés au milieu des sillons les plus profonds de la tumeur, et quelques tiges de mycélium au voisinage des glandes sudoripares très altérées, mais reconnaissables encore sur la périphérie de l'ulcération.

CHAPITRE IV

HISTORIQUE ET LOIS.

En passant en revue les diverses productions pathologiques appartenant, par leurs éléments primitifs, soit au système conjonctif, soit au système épithélial, nous avons insisté plus particulièrement sur un certain nombre d'analyses et essayé de mettre en relief quelques opinions controversées : en agissant ainsi, notre but était de faire comprendre que les phénomènes pathologiques qui président au développement primitif ou secondaire des *productions destructives* englobées sous le nom générique de tumeurs n'est pas aussi complexe qu'on le pourrait croire, en lisant les auteurs qui se sont le plus occupés des questions dont nous parlons.

Il nous semble, en effet, que trop souvent les faits les plus ordinaires ont été décrits, à la faveur d'observations très compliquées, de manière à rendre, pour ainsi dire, incompréhensibles les phénomènes les plus simples.

Ces phénomènes de début dans les tumeurs sont, au point de vue de la synthèse histologique, peu nombreux et pourraient se réduire à quelques formules.

Les cliniciens, frappés de ce fait, que souvent les tumeurs en apparence dissemblables reçoivent la même désignation pathologique, ont cru et croient devoir encore arguer de ce fait contre le microscope.

Ils oubliaient, en agissant ainsi, que la gravité d'une pro-

5

duction est moins en relation avec sa forme et son aspect, qu'avec la nature de l'élément primordialement atteint. Qu'une tumeur désignée par telle ou telle appellation clinique, selon sa couleur, son siège, réponde à une variété différente, cela peut être juste. Les statistiques que j'ai établies pourraient me conduire à d'autres résultats. Le fait certain, c'est qu'une *tumeur* débute toujours par l'altération d'un élément fondamental ; quant aux variations, elles sont en rapport avec des conditions anatomiques, dont le microscope a seul le droit de trouver les causes et dont la clinique jusqu'à nouvel ordre doit rechercher les effets. Clinique et microscope doivent en fin de compte se trouver d'accord.

Nous n'avons pas l'intention d'examiner dans ce travail la cause première du développement anormal des tissus sains, cette cause se perd dans une série de détails inappréciables encore ; il nous suffit de rappeler que ce qu'il est convenu d'appeler tumeur n'existerait jamais, si le produit pathologique ne reproduisait un élément ou un tissu normal plus ou moins déformé. Cette loi est depuis longtemps admise en science anatomique générale. Énoncée de cette façon, cette opinion n'est pourtant pas absolument exacte encore, car elle s'adresse surtout au résultat, sans tenir compte des causes primaires, et de la distance qui sépare cette cause du résultat obtenu par ce qu'il est convenu d'appeler un néoplasme ; elle laisse une trop large place au tissu sujet à des transformations, et ne tient pas assez compte ou de l'élément destiné à former ce tissu ou des transformations secondaires.

Il faut cependant, pour se faire une idée exacte des tumeurs, prendre pour base définitive ce fait que les productions dites néoplasmes naissent toujours aux dépens des éléments qui constituent normalement un système anatomique. Ces éléments, avant d'arriver à l'état parfait, parcourent différents stades évolutifs. Les tumeurs peuvent reproduire un ou tous les aspects élémentaires primitifs ; de plus les systèmes, qui naissent tous selon le même mode élémentaire normal, doivent en se développant anormalement, réagir les uns sur les autres ; nous expliquerons bientôt de quelle manière nous comprenons ces réactions, dont les débuts sont des plus simples et dont les résultats sont souvent très complexes.

Ces préliminaires nous conduisent à examiner tout d'abord le mode d'accroissement d'une tumeur, c'est-à-dire le rôle que joue le tissu primitivement atteint, par rapport à ses éléments propres et par rapport aux éléments de nature différente au milieu desquels il s'enfonce. Nous avons, en conséquence, à étudier le tissu envahisseur et le tissu envahi.

Mais, avant de chercher à nous créer une opinion à ce sujet, il ne sera pas inutile de jeter un rapide coup d'œil sur l'ensemble des connaissances histologiques actuelles, ou tout au moins sur la partie de ces connaissances qui se rapportent plus directement à notre travail.

Il n'est personne aujourd'hui qui ne connaisse la formation des cellules, telle que la décrivirent Schleiden et Schwann (Mikroskopisches Untersuchungen über die Uebereintimmung in der structure und dem Wachsthume der Thiere und der Pflanzen. Berlin, 1838, p. 190 et suiv.). Autour de granulations, représentant des nucléoles, se produit, d'après ces auteurs, un amas granuleux lui-même, le noyau. Sur ce noyau, s'élève bientôt une vésicule; cette vésicule se remplit de liquide, refoule le noyau contre la paroi et la cellule se trouve constituée.

Le liquide dans lequel se trouvaient ces granulations reçut le nom de blastème et la cellule fut un élément né dans ce blastème par génération spontanée.

La même année, Jos. Muller (Ueber den feineren Bau und die Formen der Krankhaften Geschwülste, Berl., 1877) publiait son livre des tumeurs, mettait à profit les données de Schwann et concluait à la négation de la spécificité des cellules pathologiques.

La conception de Schwann fut bientôt ébranlée par les travaux de Reichert (Entwickelungsleben Wirbelthierreich, Berl., 1840), par les études de Remack sur les feuillets du blastoderme. La découverte de la segmentation du vitellus vint porter un coup décisif à la formation primitive des cellules, telle que la comprenait Schwann.

A partir de cette époque, les données acquises par l'emploi du microscope et appliquées à l'étude des tumeurs se compliquèrent singulièrement.

Lebert (1845) et quelques-uns de ses élèves, suivant en France la théorie de Schwann, cherchaient pour la plupart à démontrer la spécificité des éléments cellulaires des tumeurs. Ch. Robin étendait la doctrine primitive, la rendait plus complexe, plus en rapport avec les nouvelles acquisitions scientifiques de son époque ; en Allemagne la conception de Schwann même modifiée trouvait en Virchow (1868) un adversaire résolu.

La spécificité des éléments ou mieux leur individualisme n'est plus aujourd'hui qu'un souvenir historique et le corpuscule tuberculeux et la cellule cancéreuse, un moment en grande faveur, n'ont pu résister longtemps aux recherches plus méthodiques des modernes.

Remack, en démontrant que les cellules se forment normalement par scission, par bourgeonnement ou par formation endogène, fut le précurseur de Virchow. Ces deux auteurs, en effet, donnèrent la même définition de la cellule et le second, appliquant à divers processus pathologiques les données du premier, avança que les néoplasmes se forment par un développement continu aux dépens des cellules préexistantes. *Ces cellules sont le plus souvent des cellules normales appartenant au tissu conjonctif.* Plus tard la théorie de la migration des globules blancs détrôna la théorie de Virchow.

Nous devons entrer dans quelques détails au sujet de ces diverses opinions.

Ch. Robin, rejetant la théorie de la genèse spontanée proprement dite, conserva une partie de cette théorie, mais la rendit plus conforme, ainsi que nous l'avons dit, aux données scientifiques actuelles.

Pour cet auteur, tous les éléments se produisirent par genèse dans un blastème. « Un blastème est un ensemble de principes immédiats considérés au moment où ils s'associent molécule à molécule pour former un tout distinct, c'est-à-dire, des éléments anatomiques. Ces éléments se montrent d'abord sous forme de noyaux sphériques, sans nucléoles, noyaux embryo-plastiques correspondant aux noyaux du tissu cellulaire des auteurs allemands... dans les tumeurs ces noyaux peuvent s'hypertrophier, se segmenter (Ch. Robin, *Leçons sur l'origine embryogénique des éléments et des systèmes organiques*).

Ne pouvant pousser plus loin, pour le moment, l'étude de la doctrine du premier chef de l'école de Paris, il nous reste à exposer une nouvelle phase de l'histoire de l'histologie pathologique.

A Virchow succéda Cohnheim, et le passage des globules blancs du sang, hors des vaisseaux, jeta la pathologie dans une nouvelle voie. La diapédèse devint une variété d'exsudation plastique, capable de servir à toute néo-formation, c'est-à-dire à toute tumeur, indépendamment de son siège et de sa variété. Mais Stricker démontra bientôt qu'indépendamment de leurs migrations, les cellules lymphoïdes se segmentent en même temps que les cellules fixes des tissus quels qu'ils soient.

Le fait certain, c'est que tous les travaux qui ont eu pour but d'étayer la doctrine de Cohnheim ont eu pour résultat de donner une nouvelle direction à toute la pathologie des tumeurs.

Si la découverte de cet auteur, niée par des auteurs au moins aussi recommandables que lui, peut supporter l'examen au point de vue des inflammations, on est en droit d'affirmer que son rôle se réduit encore à n'être qu'une hypothèse lorsqu'il s'agit du développement des tumeurs. Cette hypothèse brillante peut être jugée à sa juste valeur par quiconque se livre à l'étude de l'histologie pathologique des maladies de la peau.

Dans leur manuel d'*Histologie pathologique*, MM. Cornil et Ranvier, après avoir parlé des théories que nous venons d'exposer, démontrent, avec toute leur autorité, que la conception primitive de la cellule telle que l'entendaient Remack et Virchow se modifie complètement, grâce aux travaux de Max Schultze, de Recklinghausen, Kühne, Dujardin, L. Beale; et qu'en dernière analyse cette définition doit être réduite à une masse de protoplasme renfermant un noyau : cette définition, remarquons-le dès à présent, n'a rien à voir avec la genèse du noyau, car on est en droit de se demander d'où provient ce noyau, d'où lui vient son existence; n'expliquant pas le phénomène primitif, elle ne peut se rapporter qu'à des phénomènes de développement secondaire ou de transformation dans un organisme en action, et nous l'acceptons comme telle.

Ce qui frappe l'esprit lorsque l'on étudie les diverses théories sur lesquelles nous venons de jeter les yeux, c'est la tendance générale de tous les auteurs à faire graviter leur système autour d'une hypothèse primitive à laquelle ils accordent la valeur d'une base absolue. Tous semblent oublier que cette hypothèse ne s'appuie sur aucun fait mathématiquement exact ou démontré tel.

En effet, la théorie de la genèse de Robin repose, ce me semble, sur un fait primitif, la genèse du noyau consécutive à la segmentation du vitellus. Cette théorie est absolument exacte au point de vue de la multiplication des *noyaux embryonnaires*, car, à l'époque où nous sommes, il ne saurait être question de division de cellules du tissu conjonctif ou de quelque migration que ce soit, pour cette simple raison : c'est que des phénomènes ne peuvent se produire dans des éléments qui n'existent pas encore.

A mesure que l'embryon se développe, la segmentation qui amène l'individualisation en cellules à noyaux est précédée de la genèse de ce noyau et de la substance qui forme ce corps cellulaire, absolument comme dans le vitellus, la segmentation est précédée de la genèse du noyau vitellin. Le fait consécutif, c'est-à-dire la segmentation de la matière amorphe entre chaque noyau, conduisant aussi nettement que sur le vitellus à l'individualisation de cette substance en cellules distinctes et séparables, achève de prouver encore péremptoirement que la génération de ces cellules n'est point une prolifération par scission ou par génération endogène.

N'oublions pas surtout que c'est après cette segmentation, mais après elle seulement que la substance d'abord interposée aux noyaux, acquiert, par ce fait, les caractères qui l'amènent à l'état de corps cellulaire. J'ai tenu à citer ce passage entier pour bien faire voir, qu'au résumé, à part le point de départ primitif, la cellule, décrite par Robin, n'est pas aussi éloignée qu'on pourrait le croire de la définition donnée par d'autres auteurs. Il suffit, pour tout concilier, de remplacer le mot substance amorphe par le mot protoplasme. Quant à la partie capitale de la théorie, la genèse directe pour le noyau, j'avoue que pour les formations secondaires, elle me paraît moins probable que pour la formation primitive : en effet, s'il existe une véritable genèse du noyau vitellin, amenant, par scission nucléaire continue, des cellules, il existe encore une scission intra-cellulaire amenant de véritables plaques. L'étude de ces plaques est de la plus haute importance et je vais y revenir.

Ch. Robin (*Dict. encyc.*, t. XIII, p. 647) admet que cette multiplication intra-cellulaire conduit à la disparition du corps cellulaire ambiant ; les noyaux libres par ce fait même, deviennent le centre d'une genèse réelle du corps cellulaire et de ses dépendances, qui subissent ensuite telles ou telles modifications évolutives intérieures.

Il résulte de tous ces faits que les phénomènes qui président au développement primitif de l'ovule, ne sauraient être assimilés aux phénomènes de développement des divers tissus de l'embryon ou de l'adulte. La génération des éléments nerveux musculaires, cartilagineux, osseux, apparaissent postérieurement aux phénomènes vitellins, par genèse autour d'un noyau comme centre.

« La succession des actes d'ordre organique est telle, qu'à partir de l'instant de la fécondation, chacune des fonctions accomplies dans l'ovule devient aussitôt, par l'effet obtenu, la condition d'accomplissement d'un autre acte que l'expérience apprend à déterminer. Plus tard les éléments anatomiques deviennent successivement générateurs les uns des autres, sans l'être directement par continuité matérielle, c'est-à-dire sans qu'il y ait *un lien généalogique direct entre la substance qui apparaît et celle des éléments de même espèce ou d'une autre espèce entre lesquels il naît* (Ch. Robin). »

Cette dernière partie de la théorie est la seule à laquelle nous ne pouvons souscrire et quelles que soient les raisons alléguées en sa faveur, nous pensons aujourd'hui que la genèse ne saurait être complète qu'à la condition d'élargir son cadre et de ne pas vouloir nier les liens généalogiques directs entre les éléments de même espèce et les éléments d'espèce différente. Il reste à s'entendre simplement sur ce que l'on doit comprendre par élément. Tout raisonnement, si mathématique qu'il paraisse, ne saurait tenir contre la réalité des faits observés, et ces faits, dans leurs causes et dans leurs résultats, n'ont rien qui répugne à la logique la plus rigoureuse.

D'après la doctrine que nous avons signalée plus haut et qui longtemps régna, sans conteste, la libre formation cellulaire fut niée.

L'élément vital caractéristique, celui qui a son existence en lui-même, qui régit son territoire de substance intercellulaire, qui influence les éléments voisins, tout en gardant son autonomie particulière, cet élément le même pour tout le règne organique, c'est la cellule (Paul Picard, *Trad. Path. cellulaire*, R. Virchow). La cellule présuppose l'existence d'une cellule (Virchow, *Path. cellulaire*). Quant à la cellule, elle n'est complète qu'à la seule condition de renfermer un noyau, un continu et une membrane d'enveloppe.

Le noyau sert peu à la fonction, il sert surtout au maintien et à la multiplication des éléments vivants, les propriétés spéciales que telles ou telles cellules possèdent dans certaines localités de l'organisme et sous l'influence de certaines conditions, semblent liées aux propriétés variables du contenu cellulaire et des substances intercellulaires.

Enfin Virchow résume tout ce qui précède par cette loi : « Il n'y a pas de création nouvelle; cette création n'existe pas plus pour les organismes complets que pour les éléments particuliers. »

Une telle manière de résumer une doctrine était à coup sûr explicite; mais elle avait le grand tort de ne pas tenir compte des phénomènes vitellins primitifs et encore moins des phénomènes pathologiques secondaires et de rénovation continue, pathologique ou non. La formule *omnis cellula a cellulâ* me semble, par suite, au moins inutile, car pour quiconque veut examiner à fond les faits positifs, il devient évident que la conception de la cellule de Virchow ne saurait être exacte; cette cellule est en effet beaucoup moins complexe que le pensait le professeur de Berlin.

Pour terminer la théorie et lui donner un corps, Virchow ajoute que les cellules naissent de cellules anciennes déjà, ou se développent aux dépens des cellules du tissu conjonctif.

Ce fait est absolument exact dans la généralité; et, si ce n'était la conception défectueuse de la cellule dont j'ai déjà parlé, il serait incontestable que les néoplasmes, dans leur profondeur, ne peuvent s'accroître qu'aux dépens des éléments qui les entourent, en faisant éprouver à ces éléments une suite de modifications que nous allons étudier. Ces éléments sont parfois des éléments de même nature, soit épithéliaux, soit endothéliaux, mais souvent aussi des éléments du tissu conjonctif.

Et, pour mieux faire comprendre notre idée à ce sujet, nous dirons de suite que nous ne comprenons pas la cellule telle qu'elle a été comprise jusqu'à ce jour. Pour nous, la cellule composée d'un noyau avec ou sans nucléole, mais formée par une membrane dans l'intérieur de laquelle on trouve une substance quelconque, est déjà un élément très complexe, un élément adulte ou sénile, selon que le noyau est plus ou moins apte à vivre. J'ajoute que la cellule de Virchow est trop avancée dans son organisation pour vivre et qu'elle doit disparaître, comme tout élément parasitaire quand son noyau a disparu. J'en donne pour preuve ce fait, que dans les cellules épithéliales superficielles en voie de desquammation, aucune puissance ne saurait réveiller dans la cellule des propriétés vitales qui n'existent plus.

De là, pour nous, l'obligation de conclure que tout élément cellulaire est déjà vieux et que, s'il peut se nourrir encore, il ne peut du moins que se survivre; en se survivant, il devient incapable de donner lieu à des phénomènes de rénovation normale ou de multiplication pathologiques.

Au point où nous en sommes, il existe entre les deux théories si longtemps ennemies des points de contact. La première, en effet, constate une genèse de noyaux devant devenir des centres d'organisation; la seconde, une multiplication des noyaux. La première fait naître les noyaux dans un blastème, et refuse à ces noyaux le pouvoir de former des éléments différents de ceux qui se trouvent dans la zone épithéliale ou conjonctive; la seconde affirme que les noyaux servent à la multiplication des éléments vivants; toutes les deux constatent la multiplication de l'élément nucléaire, si je ne me trompe; et cette constatation est de la plus rigoureuse exactitude.

Cette constatation prend une nouvelle force dans l'examen de la théorie de Conheim.

Quoi que l'on puisse penser, en effet, de la migration des globules blancs, il est incontestable que cette migration ne peut s'opérer que lorsque depuis longtemps *une altération* primitive existe. A l'état normal, aucun globule ne sort des vaisseaux. L'altération établie, la diapédèse peut se produire; elle a pour résultat possible de donner un certain nombre de globules blancs qui pourront servir en temps et lieu, après avoir subi des modifications particulières, en rapport avec l'altération qui a permis à la diapédèse de se produire. Mais ces globules blancs émigrés sont en tout cas sujets à des variations consécutives dans leur développement; et les formes qu'ils prendront plus tard sont ou seront en rapport avec la lésion qui leur a permis de sortir des vaisseaux.

Si l'altération ne porte pas sur un système en général, le globule blanc pourra donner lieu à des inflammations, et son rôle de cause ou d'effet est ici fort difficile à établir : si l'altération porte sur un système anatomique général, le globule blanc subit des modifications en rapport avec l'altération du système dont je parle; si la sortie s'effectue dans tout autre cas, le globule blanc, placé entre des éléments anatomiques, sera repris par la circulation générale après avoir subi des transformations dégénératives.

Si nous admettons l'hypothèse du globule blanc émigré et placé dans la zone de développement d'une tumeur, il nous est impossible de considérer ce globule autrement que comme un noyau et nous arrivons encore une fois, à ce sujet, au résultat précédemment indiqué soit à la suite de l'examen du blastème et de ses dérivés, soit à la suite de l'examen du tissu conjonctif et de ses annexes normaux ou pathologiques. Enfin, le globule blanc n'est pas une cellule, surtout une cellule telle que la comprenait Virchow.

Il nous reste à examiner la théorie qui ramène les éléments à l'état de cellules embryonnaires. Cette théorie est de celles qui peut rendre compte d'un grand nombre de faits ; elle offre, du reste, avec toutes les autres des points de contact et des liens de parenté. Le noyau de ces cellules, écrivent MM. Cornil et Ranvier, paraît être une vésicule dont l'enveloppe s'accuse souvent par un double contour ; ce contour est tantôt clair, tantôt très finement granuleux.

A son origine, toute cellule est composée uniquement par une masse de protoplasme entourant un noyau. Entre toutes ces cellules possédant cette structure initiale, on n'a pas trouvé de différences indiquant que telle ou telle cellule subira telle modification ultérieure donnée. Chez l'adulte, elles ne se rencontrent que dans le sang (globules blancs) et dans les éléments qui sont soumis à une rénovation continue.

Les cellules qui ne possèdent pas de membrane d'enveloppe et qui présentent un protoplasme jouissant de mouvements amiboïdes, sont : 1° les cellules de l'embryon ayant pris une forme déterminée ; 2° les cellules de la moelle des os dans la couche de développement ; 3° les cellules mères que l'on rencontre dans les mêmes points ; 4° les globules blancs du sang.

Il ressort de cet exposé très net et très judicieux que la cellule n'existe réellement pas au début, mais se borne à un noyau. Ici encore, les auteurs que nous venons de citer sont d'accord avec les autres, surtout quand ils annoncent, à juste titre, que pour se fixer dans une forme permanente et concourir à l'édification d'un tissu, la cellule embryonnaire a besoin de s'entourer d'une membrane secondaire.

Mais alors, il faut admettre que la cellule formée est différente de la cellule en voie de formation ou que la cellule en voie de formation n'est complète qu'à la seule condition d'être incluse dans une autre cellule.

Il serait facile de poursuivre ce raisonnement et de démontrer que si la théorie embryonnaire répond à des faits parfaitement observés et bien décrits, elle a du moins le tort de ne pas assez élargir son cadre.

Au résumé, toutes les vérités anatomiques décrites jusqu'à ce jour ont eu toutes pour résultat de démontrer que les noyaux existent, et qu'autour de ces noyaux se forment des éléments cellulaires.

L'élément cellulaire parfait n'est donc que le produit de l'élément nucléaire.

Cet élément naît de toutes pièces dans le vitellus qui, dès la première période de son développement, n'offre rien de particulier. Sous l'influence de causes que nous ne saurions déterminer et qui constituent la vie, dans ce qu'elle a primordialement de plus simple et dans ce qu'elle peut avoir consécutivement de plus complexe, l'élément nucléaire, que j'appelle *centre d'organisation,* se modifie selon le temps, selon le lieu, suivant le besoin, suivant la fonction ; en d'autres termes, obéit dans son évolution à des règles naturelles parfaitement déterminées, mais modifiables cependant. Cet élément nucléaire, ce centre d'activité organisatrice ne peut et ne doit se développer évidemment que dans des milieux nutritifs appropriés et sous l'influence d'une pondération nutritive à laquelle préside incontestablement une partie du système nerveux.

S'il conserve dans l'organisme des propriétés créatrices, ces propriétés peuvent ne pas se révéler dès les premiers jours, mais se révèleront plus tard ; la plus grande partie des productions kystiques ovariennes dans lesquelles on rencontre des poils, des ongles, des dents, n'ont pas d'autre explication.

Placé, dans l'organisme, dans certaines conditions normales, l'élément nucléaire se développera normalement en donnant lieu à un être régulier ; dévié de sa course au début, il devra produire des cas tératologiques. Si dans l'organisme bien développé ses fonctions sont entravées, soit par un vice originel (*diathèses*) ou par un accident, il donnera lieu aux affections les plus complexes au point de vue clinique, mais aussi les plus unifiables au point de vue pathologique. En tout cas, il préside en tout et partout à l'évolution normale ou pathologique des phénomènes que nous pouvons examiner, et c'est pour cette raison que je lui donne le nom de centre d'organisation.

C'est sur ce centre d'organisation que pivote tout le développement normal et toute la pathologie du développement des tumeurs. Par lui, nous pouvons comprendre les phénomènes qui président à l'évolution d'une production morbide; par lui, malgré l'opinion de certains auteurs, nous pouvons nous rendre compte des aspects si variables que présentent les éléments contenus dans une tumeur, soit qu'on dissocie les éléments ou qu'on examine de bonnes coupes ; enfin, en donnant au centre nucléaire normal ou pathologique sa valeur d'unité, nous arrivons à nous rendre compte des récidives, des envahissements, sur des zones périphériques et éloignées ; en d'autres termes, à nous rendre compte des transformations sur place ou à distance. L'élément primordial ne change pas, ne se modifie, ne se transforme pas ; — il vit ou il meurt. Dans le premier cas, il sert purement et simplement de centre aux cellules qui, selon l'occasion, prendront une forme ou une autre; s'il vient à ne plus accomplir les fonctions qui lui sont dévolues, il rentre dans le monde inorganique et conduit l'organisme soit en partie, soit en totalité, à la mort de la partie dans l'organisme, ou à la mort de l'organisme dans l'espèce.

La conservation de l'espèce, ses modifications et ses progrès sont l'objet d'une fonction spéciale inhérente à l'organisme développé, et se modifie, selon le lieu et le temps.

Nous n'avons pas à poursuivre ici ces données et nous croyons en avoir assez dit pour pouvoir revenir à l'étude des tumeurs et de leur développement.

Au point de vue clinique toute grosseur est une tumeur; au point de vue anatomo-pathologique la tumeur n'existe donc pas. Que le diagnostic soit rigoureusement posé par un clinicien ou qu'à la suite d'une opération il soit donné par le microscope, ce qu'il est convenu d'appeler tumeur n'est en réalité qu'une *production destructive*.

Cette production naît aux dépens des éléments normaux ; en se multipliant, elle peut donner lieu à une saillie là où normalement cette saillie n'existe pas : plus tard, par suite d'une altération des vaisseaux, par suite d'une nutrition insuffisante, les éléments primitivement augmentés de nombre se désagrègent par leur superficie, tandis qu'ils continuent à croître dans la profondeur.

Il est donc nécessaire d'admettre dans l'évolution d'une production destructive diverses zones : la première est la zone de développement; la seconde est la zone d'envahissement : la troisième est la zone de transformation.

La zone de développement est en relation directe avec l'élément qui sert de principe à l'altération.

Nous avons étudié précédemment les tumeurs de nature conjonctive et les tumeurs de nature épithéliale. Nous avons vu que partout où se produisait un sarcome, c'est-à-dire une tumeur dérivée du tissu conjonctif, les éléments pouvaient reproduire dans une partie ou dans la totalité de la tumeur une des formes de développement de ce même tissu; pour compléter notre pensée, nous n'avons qu'à ajouter que les sarcomes peuvent se développer partout. La loi ou la cause qui préside à ce développement anormal est inconnue comme toute étiologie pathologique élémentaire; mais, quoi qu'il en soit, lorsque le tissu conjonctif commence à s'accroître anormalement, voici ce que nous constatons :

1° Les noyaux des cellules se divisent et produisent plusieurs autres noyaux, ces noyaux s'entourent d'une substance plus ou moins abondante qui les sépare peu à peu (*centres actifs*), ils agissent sur cette substance et la conduisent à se fragmenter ou à prendre une forme (centres d'organisation).

2° Si la tumeur suit une marche rapide, les éléments conjonctifs du voisinage subissent bientôt des altérations spéciales, altérations qui, en fin de compte sont analogues à celles que nous venons de décrire.

3° Les éléments nucléaires, de quelque tissu que ce soit, se multiplient également et viennent apporter leur contingent à l'envahissement continu ou discontinu, ou à la généralisation de la production.

De cette façon les appareils en apparence les plus variés

ou les plus éloignés subissent les modifications qui ont été désignées comme terme ultime par le mot de *fibroplastie*.

Ce fait nous explique la substitution d'un élément à un autre, soit sur place, soit à des distances considérables de la tumeur primitive et les transformations que subissent les éléments émigrés qui sont venus se placer dans les diverses zones que nous avons signalées. Il nous permet de nous rendre compte de ces variations que l'on rencontre dans les tumeurs de récidive, lorsqu'il n'existe plus de rapports entre les éléments contenus dans la première production et ceux que l'on trouve dans la seconde.

Enfin, il nous permet encore de rattacher aux tumeurs émanées du tissu conjonctif, les tumeurs fournies par les dérivés de ce même tissu ; il existe, en effet, toute une catégorie de tumeurs désignées sous le nom de lipomes que nous ferons entrer dans les sarcomes.

Le tissu lipomateux, partout où il existe, est un succédané du tissu conjonctif. Anormalement, il peut se développer outre mesure et donner naissance à des lipomes vrais, faux ou diffus, à propos desquels l'analyse histologique ne saurait imposer une caractéristique anatomo-pathologique, ou à des lipomes dans lesquels on trouve un nombre exagéré de noyaux formant des foyers qui, le plus souvent, déforment les cellules adipeuses. Ces noyaux servent à l'évolution de la tumeur et j'ai pu me convaincre qu'ils naissaient comme les noyaux que j'ai décrits plus haut.

Nous voyons, par suite, que l'élément nucléaire joue, dans le développement normal et dans le développement pathologique, un rôle identique ; modifiable dans l'organisme vivant, sous l'influence de causes qui peuvent troubler cet organisme, ce noyau ne peut être regardé que comme un centre d'action, et le rôle organisateur qu'il exerce postérieurement sur les liquides qui le baignent, blastème ou protoplasma, est toujours en rapport avec l'altération du système anatomique général atteint le premier.

Cette loi apparaît dans toute sa force lorsqu'on étudie la série de productions destructives désignées sous le nom de carcinomes ou d'épithéliomes.

Nous avons dit que nous ne pouvions pas reconnaître au carcinome une origine conjonctive et que les carcinomes et les épithéliomes n'étaient en réalité que des tumeurs épithéliales. Si quelques auteurs, et des plus compétents, ont cru devoir assimiler le carcinome né aux dépens d'épithéliums spéciaux, à des productions conjonctives, ces auteurs ont été induits en erreur par d'excellentes préparations qui, parfaitement interprétées du reste, ne peuvent que prouver la véracité de la théorie nucléaire. Toute production destructive naît primitivement aux dépens d'un élément normal ; il peut dégénérer, donner naissance à des types complexes ou douteux, situés au pourtour de la tumeur principale ou loin du siège primitif ; mais ces éléments complexes ou douteux suivant les zones sont toujours un élément épithélioïde ; que la masse de la production diffère, cela peut tenir à son siège, à son mode de propagation, à sa nutrition, à son activité physiologo-pathologique, par conséquent à sa destruction plus ou moins rapide, et ce qui le prouve, c'est l'étude des tumeurs de récidives dont l'importance est telle que, selon mon opinion, la pathologie des tumeurs devrait être basée sur l'étude que l'on peut en faire.

J'ai vu, pour mon compte, deux épithéliomas tubulés de la parotide récidiver en donnant naissance à deux carcinomes profonds, dont le diagnostic fut posé par des hommes dont la compétence est indiscutable.

D'autre part, j'ai vu des carcinomes du sein à diagnostic nettement établi, dont la récidive se produisait dans la peau au niveau du point axillaire où s'arrêtait l'incision du chirurgien ; cette récidive donnait une tumeur épithéliale tubulée des plus remarquables.

Mais, quelles que soient les formes, les variétés des tumeurs épithéliales, elles ont toutes pour point de départ une cellule épithéliale ; j'ajoute qu'elles se développent toutes de la même manière.

Dans un essai remarquable de classification des tumeurs, M. O. Cadiat s'exprime comme il suit à propos du cancer :

D'après la définition de M. Robin, le cancer est une maladie du système épithélial. Ce n'est donc pas un point circonscrit de l'organisme qui est affecté; c'est tout l'ensemble des tissus composés des mêmes éléments, et la généralisation n'est pas un phénomène consécutif, elle exprime les manifestations multiples de la même prédisposition morbide.

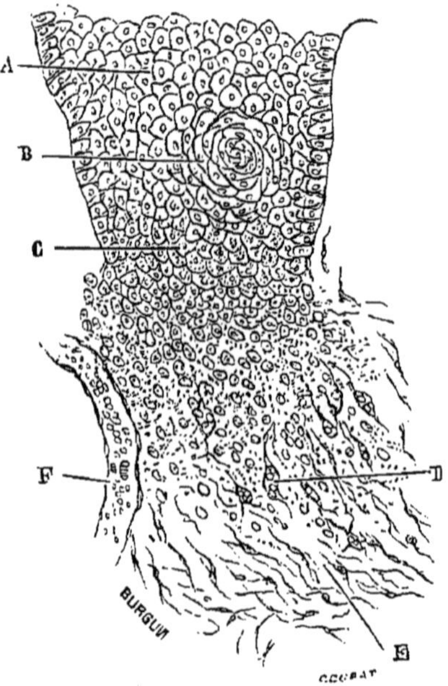

Fig. 14. — Développement de l'épithélioma par zones.

a, zone de développement. Cellules épithéliales en voie d'altération.
b, globe épidermique.
c, zone d'envahissement (cellules épithéliales).
d, zone de transformation. Multiplication des noyaux du tissu conjonctif, formation de noyaux indifférents qui plus tard forment des cellules de forme épithéliale variée.
e, tissu conjonctif dont les caractères changent.
f, vaisseau très-dilaté.

Pièce provenant d'un épithélioma de l'aile du nez.

Il est impossible d'exprimer en meilleurs termes ce qui est une vérité; il reste à savoir comment se développe la production épithéliale au fur et à mesure qu'elle se détruit.

Sur de bonnes coupes d'épithélioma et quelle que soit la forme, de cet épithéliome, nous avons constaté des altérations en rapport avec les diverses zones que l'on étudie.

Dans la zone de développement, on trouve des éléments épithéliaux nettement dessinés, à contenus granuleux, à noyaux volumineux. Si l'on se rapproche de la partie la plus extérieure de cette zone, les éléments changent d'aspect, leur contenu granuleux se cornifie ou se fragmente et l'élément finit par ne plus exister ; dans la partie profonde de la zone, les éléments se colorent mieux par le carmin ; on trouve quelques noyaux qui paraissent en voie de segmentation.

Vers la zone d'envahissement on ne trouve plus que des noyaux épithélioïdes souvent réunis, surtout vers la partie profonde, en petites masses plus ou moins agglomérées ; vers la partie supérieure de cette zone la matière interposée aux éléments nucléaires se segmente et sous l'influence du processus épithélial prend une forme épithélioïde ; vers la partie inférieure de la même zone la matière amorphe ne subit encore aucun changement.

Dans la zone de transformation les phénomènes sont moins accusés, mais des plus remarquables.

Sans contredit, si l'on se borne à examiner des coupes de prolongements épithéliaux, sur leurs bords, il est facile de nier la relation constante qui existe entre un épithélioma en voie d'évolution et les tissus dans lesquels il plonge ; mais si l'on vient à pratiquer une section bien parallèle au grand axe du cône, il en est autrement. Dans ce cas, on peut voir qu'au sommet de développement, il n'existe plus ni limite appréciable ni éléments particuliers. Les noyaux des cellules du tissu conjonctif se divisent, se multiplient, forment des plaques, la membrane cellulaire disparaît et la tumeur se trouve en rapport avec une série de noyaux *indifférents* tout d'abord. Dès ce moment, chacun des noyaux indifférents subira l'influence du voisinage de la production qui s'avance et forcera la matière amorphe interposée à se segmenter.

Cette évolution, cette transformation se fait sur place ; elle peut encore se faire à distance.

Le carcinome glandulaire permet mieux que tout autre de se rendre compte de ces phénomènes.

Ici, en effet, les plaques à noyaux multiples sont très-nombreuses, ainsi qu'il est facile de s'en convaincre par le raclage, surtout au niveau de la partie envahissante facile à voir à l'œil nu. Ces plaques ne sont pas produites seulement par les noyaux du tissu conjonctif, mais par les noyaux de tous les tissus qui se trouvent au voisinage de la production.

J'ai pu observer, et j'ai décrit ci-dessus, ce qui se passe, à propos des fibres du muscle grand pectoral et j'ai démontré que l'activité pathologique même après une récidive survenant à long terme, ne s'exerce qu'en ayant pour base les phénomènes qui se passent dans les noyaux du myolème quand la tumeur récidive dans les mucles. Ces phénomènes sont toujours les mêmes et je suis arrivé à être tellement certain du fait, que je n'admets plus ni accroissement, ni récidive, ni généralisation des productions destructives sans leur donner pour base l'activité nucléaire correspondant à trois phases : 1° la phase d'irritation si l'on veut; 2° la phase d'envahissement; 3° la phase de transformation.

Bien plus, je suis certain qu'il est possible de déterminer la gravité d'une tumeur, et le degré de gravité du pronostic, selon le nombre plus ou moins considérable d'éléments jeunes contenus dans la zone de transformation.

Cette manière de voir est surtout prouvée par les altérations des ganglions.

En effet, il n'existe pas, selon moi, de pièces plus probantes que celles qui nous sont fournies par certaines altérations ganglionnaires et spécialement par les altérations épithéliales primitives ou secondaires.

Dans le cas d'altération épithéliomateuse primitive, la majeure partie des phénomènes décrits ci-dessus est d'un contrôle facile, étant donné le volume énorme des éléments et la facilité avec laquelle ces éléments se prêtent à la dissociation.

Nous avons donné plus haut les caractères de ces éléments, il est donc inutile d'y revenir. L'explication des coupes les rendra des plus faciles si nous rappelons en quelques mots la strutcure des ganglions. Au point de vue normal « il suffit de se bien figurer l'enchevêtrement réciproque de deux tissus affectant l'un et l'autre une disposition labyrinthiforme, et se pénétrant l'un l'autre sur tous les points de l'organe » (G. Pouchet et Tourneux, *Histologie et Histogénie hu-*

maine 1878), pour comprendre ce qu'est un ganglion lymphatique.

Les deux substances sont le tissu folliculaire ou glandulaire et le tissu lacunaire.

Le premier contient un épithélium nucléaire que l'on pourrait confondre avec des globules blancs, sans le concours de réactions appropriées qui démontrent le contraire et un réticulum très-ténu.

Le second occupe les espaces laissés vides par le tissu glandulaire et sert à la circulation lymphatique ; il est formé par un réseau extrêmement lâche de corps étoilés dont l'apparence rappelle un peu celle des corps fibro-plastiques du tissu lamineux. Leurs ramifications constituent un réticulum très-différent par ses caractères de celui du tissu folliculaire : ses fibres sont beaucoup plus larges, offrent des diamètres variables et convergeant en général vers un point où l'on distingue nettement un noyau presque sphérique et de petite dimension.

Ce tissu lacunaire ou plutôt ces cavités avec leur charpente de corps étoilés, gardent autour du tissu folliculaire qu'elles enveloppent partout une épaisseur à peu près uniforme. A la périphérie de la glande, elles enveloppent les renflements du tissu folliculaire que nous avons signalés et reçoivent les lymphatiques afférents de l'organe. Dans l'intérieur, elles sont limitées du côté opposé à la paroi folliculaire par une cloison lamineuse, expansion de la capsule même de la glande (G. Pouchet et Tourneux, *loc. cit.*, p. 285).

Étant donnée cette idée exacte sur la structure des ganglions, nous pouvons comprendre facilement que ces ganglions sont sujets à des altérations qui portent, soit sur l'élément épithélial, soit, sur le tissu conjonctif intermédiaire.

L'altération étant produite, nous devons, sur des coupes appropriées, chercher quelle réaction l'élément primitivement atteint exerce sur le tissu altéré consécutivement. Or, sur ces coupes il est facile de bien voir que dans le cas d'un épithélium primitif, le tissu conjonctif se transforme en suivant des règles fixes dont nous avons déjà parlé.

Ces lois se résument en peu de mots :

1° L'élément épithélial se détruit par sa superficie à mesure qu'il s'étend par la partie profonde.

2° Dans sa partie profonde il se trouve en rapport avec des éléments conjonctifs et endothéliaux.

3° Il influence les éléments conjonctifs dont les noyaux se multiplient et donne lieu à des cellules dites géantes.

4° Ces cellules, dont la membrane primitive disparaît tandis que la matière amorphe nutritive augmente, s'ouvrent et laissent les noyaux (centres actifs) au contact des éléments anormalement développés.

5° Ces noyaux (centres d'organisation) forcent la matière amorphe à se segmenter.

6° Cette segmentation conduit à l'élément épithélioïde, sans membrane d'enveloppe.

7° La membrane d'enveloppe se constitue par condensation.

8° La matière renfermée se cornifie (picro-carminate).

9° Le noyau meurt et ne se colore plus.

10° Les vaisseaux dilatés d'abord au niveau des zones de transformation successives subissent des altérations endarthéritiques ; la fibrine se coagule, les globules blancs restent renfermés dans ce vaisseau et conservent encore assez longtemps leur affinité pour le carmin, ou émigrent, et peuvent eux-mêmes donner naissance à de nouveaux éléments en devenant les centres actifs.

Ces quelques propositions relatives aux épithéliomas des ganglions, résument, je crois, les tendances qui dominent ce travail sur les tumeurs.

Pour épuiser le sujet, il me reste à faire remarquer que l'évolution pathologique, telle que nous la comprenons, conduit à donner une explication rationnelle des plaques à noyaux multiples.

Ces plaques ne sont que des masses de noyaux à une période de transformations ou des vaisseaux oblitérés comme dans le tubercule.

Normales ou pathologiques, elles peuvent renfermer des globules rouges sans que la présence de ces derniers puisse amener à conclure à des caractères angio-plastiques. En effet, ces plaques, placées sur des zones de transformation et composées de noyaux *indifférents*, entourés d'une substance amorphe molle, se trouvent souvent en contact avec des capillaires altérés.

Ces capillaires laissent échapper une partie de leur contenu; et par simple pression, ce contenu formé de globules rouges en grande partie, peut pénétrer dans la masse qui entoure les plaques dans lesquelles sont placés les noyaux de transformation.

L'explication de ces faits me paraît devoir être de la plus grande exactitude, car lorsque l'on examine les ganglions dont je viens de parler, à la suite de la disparition des plaques et de la mise en liberté des noyaux, on trouve des éléments épithéliaux, vieux et cornifiés, dans lesquels l'analyse histologique permet de retrouver des cadavres de globules rouges, ou des principes chimiques constituant le résidu de ces globules.

Il me paraît donc bien établi que ce que l'on appelle tumeur est dû à l'altération élémentaire d'un des tissus normaux qui constituent l'organisme. Ces tissus dérivent d'éléments embryonnaires très-simples, c'est-à-dire composés d'un noyau actif et d'une substance nutritive qui entoure ce noyau.

Lorsque ces tissus sont arrivés à résumer une forme normale déterminée, ils sont sujets à s'altérer. L'altération porte secondairement sur l'élément qui envahit les tissus de voisinage, en vertu de l'étroite solidarité nutritive qui unit tous les éléments, à quelque système qu'ils appartiennent. Sous l'influence de cet envahissement continu sur place ou à distance les éléments cellulaires appartenant à un système différent du système malade, subissent des altérations qui ont pour but de forcer les noyaux des cellules à se multiplier (plaques à noyaux multiples). La membrane de ces cellules se détruit, les noyaux restent libres (noyaux indifférents) ; ces noyaux, placés au niveau de la production qui s'avance, agissent sur la matière amorphe chargée de les entourer et de contenir les matériaux nécessaires à leur nutrition. L'action de ces noyaux (centres actifs) a pour résultat de donner à cette matière une forme géométrique définie, en rapport avec la forme des éléments du système anatomique normalement développé.

Tandis que cette évolution progressive se produit par substitution d'un élément à un autre ; la masse morbide grandit en se détruisant par ses parties superficielles. Cette destruction est en relation avec l'altération des vaisseaux.

Il faut ajouter que la production destructive peut, au point de vue macroscopique, offrir des aspects divers, en relation, sans doute, avec sa gravité ; mais que toujours cette production doit être ramenée à une altération élémentaire spéciale et parfaitement déterminable.

La forme histologique des coupes est elle-même en rapport avec la constitution de la partie que l'on examine et la transformation plus ou moins rapide des éléments cellulaires de voisinage. Ces transformations se font en vertu de lois qu'il est impossible de déterminer encore ; elles sont la conséquence probable d'une nutrition générale défectueuse : elles sont en relation peut-être encore avec des altérations de terminaisons nerveuses. Nous avons commencé à ce sujet, une série de recherches dont nous ferons connaître ultérieurement le résultat.

Quoi qu'il en soit, il est certain qu'une production destructive se développe toujours ou aux dépens des éléments analogues à ceux du système primitivement envahi, ou aux dépens des éléments nucléaires d'un système différent. S'agit-il, comme dans la figure ci-jointe, d'un carcinome épithélial glandulaire du sein, la propagation se fait par les lymphatiques, et tout d'abord par les éléments endothéliaux de ce système. Ces éléments gonflent : l'endothélium se boursoufle, remplit la lumière du canal, et de proche en proche la production arrive jusqu'aux ganglions.

Ce phénomène se produit en même temps que d'autres phénomènes déjà signalés se produisent dans le tissu conjonctif de voisinage, et ce mécanisme nous conduit à savoir pourquoi l'extirpation d'un cancer du sein peut être suivie à long terme d'une récidive sur laquelle on avait le droit de ne plus compter.

Enfin, pour résumer en quelques lignes tout ce qui précède, nous dirons que les éléments anatomiques qui doivent composer l'organisme actif dérivent tous d'un noyau primitif dont la genèse paraît aujourd'hui bien établie.

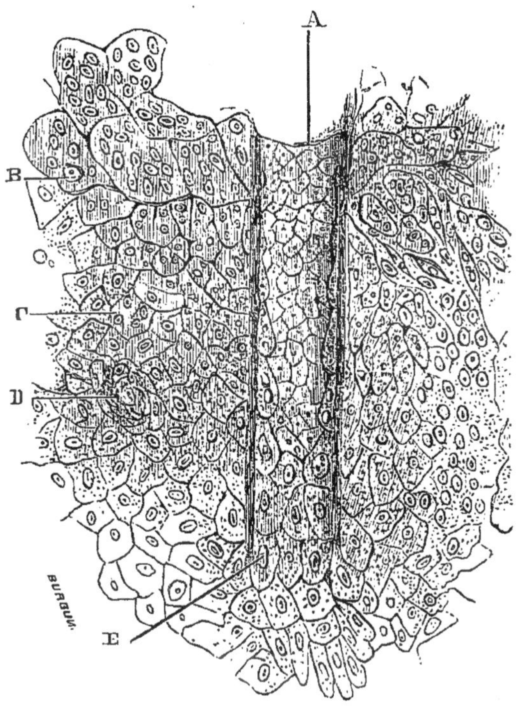

Fig. 15. — Carcinome épithélial. Dissociation d'une pièce provenant d'une récidive de tumeur du sein dont l'aspect était primitivement encéphaloïde (Carcinome à petites cellules.)

A Lymphatique pris au voisinage de la tumeur au-dessous du grand pectoral.
B Cellules à noyaux multiples environnant le nodule cancéreux.
C Formation des cellules épithéloïdes.
D Globe épidermique mal conformé.
E Altération de l'endothélium lymphatique.

Ce noyau, obéissant à des lois d'une invariable fixité au point de vue normal, donne naissance à d'autres noyaux primitifs qui, selon la place qu'ils occupent dans l'organisme et le milieu dans lequel ils se trouvent, s'entourent d'une substance spéciale sur laquelle ils agissent et au moyen de laquelle ils forment une cellule parfaite quelle qu'elle soit.

Les types générateurs sont donc primordialement tous les

mêmes ; le développement normal physiologique les modifie de manière à les rendre méconnaissables.

Vienne dans l'organisme normal une cause capable de modifier encore ces éléments normaux, et chacun d'eux revenant à son point de départ reprendra l'aspect nucléaire primitif après s'être multiplié.

Tout le développement pathologique des tumeurs me paraît graviter autour de ce système, qui semble former un trait d'union entre la physiologie et la pathologie en forçant l'observateur à ne plus s'intéresser qu'aux phénomènes qui résident dans le noyau considéré comme centre actif ou comme unité anatomique.

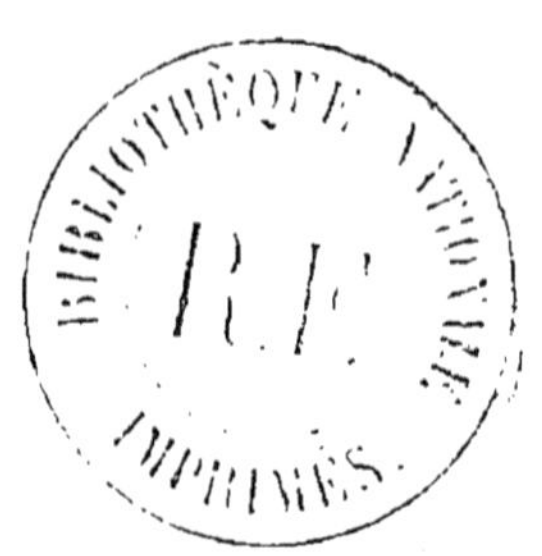

FIN.

TABLE DES MATIÈRES

FIN DE LA TABLE.

7027-79. — Corbeil. Typ. de Crété.

www.ingramcontent.com/pod-product-compliance
Ingram Content Group UK Ltd.
Pitfield, Milton Keynes, MK11 3LW, UK
UKHW051022210726
13857UKWH00007B/1237

9 782012 856240